# 外科常见病诊疗实践

WAIKE CHANGJIANBING ZHENLIAO SHIJIAN

主编 刘道同 宋均鼎 李 松 洪 文

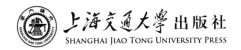

上海交通大学出版社
SHANGHAI JIAO TONG UNIVERSITY PRESS

**内容提要**

本书重点介绍了外科常见疾病的概念、临床表现、实验室检查、诊断与鉴别诊断，以及治疗等内容。对临床的每一工作环节、每一步骤或每一具体操作的内容、特点、要求及方法，都进行了严格的把控，尤其是对临床诊断技巧、手术操作要领、手术操作难点与疑点等进行反复推敲，保证内容简明扼要、系统全面、规范实用。本书适合各级普外科临床医师阅读参考。

**图书在版编目（CIP）数据**

外科常见病诊疗实践 / 刘道同等主编. --上海：
上海交通大学出版社，2022.8
ISBN 978-7-313-27904-0

Ⅰ．①外… Ⅱ．①刘… Ⅲ．①外科－常见病－诊疗
Ⅳ．①R6

中国版本图书馆CIP数据核字（2022）第209213号

**外科常见病诊疗实践**
WAIKE CHANGJIANBING ZHENLIAO SHIJIAN

主　　编：刘道同　宋均鼎　李　松　洪　文
出版发行：上海交通大学出版社
邮政编码：200030
印　　制：广东虎彩云印刷有限公司
开　　本：710mm×1000mm 1/16
字　　数：217千字
版　　次：2022年8月第1版
书　　号：ISBN 978-7-313-27904-0
定　　价：158.00元

地　　址：上海市番禺路951号
电　　话：021-64071208

经　　销：全国新华书店
印　　张：12.5
插　　页：2
印　　次：2022年8月第1次印刷

# 编委会

**主 编**

刘道同 宋均鼎 李 松 洪 文

**副主编**

孙庆波 李 勇 唐 聘 邱 旭

**编 委**（按姓氏笔画排序）

刘道同（山东省济宁市第一人民医院）

孙庆波（山东省烟台市牟平区整骨医院）

李 松（山东省济南市第三人民医院）

李 勇（广西壮族自治区河池市人民医院）

邱 旭（山东省新泰市第二人民医院）

宋均鼎（山东省枣庄市立医院）

张先虎（安徽省宿州市第一人民医院）

洪 文（新疆医科大学第一附属医院）

唐 聘（贵州省遵义医科大学第二附属医院）

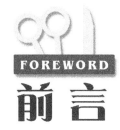

FOREWORD

# 前言

随着现代外科学在广度和深度方面的迅速发展,外科学在专业化发展的基础上,专业细化和亚专科的发展成为必然;同时,新技术的应用和新设备的开发使诊疗方式和手段持续改进,新的诊疗方法层出不穷,推动了专业技术和诊疗理念向高精尖的方向发展。特别是近年来,基础外科学随着生物、物理、病理生理、免疫学等基础理论的深入研究,临床诊断手段、治疗方法均有了显著的发展,在外科领域内它们又相互渗透。为了沟通各科之间的信息,便于外科医师临床实践,提高诊疗技术,我们特组织一批专家编写了这本《外科常见病诊疗实践》。

本书重点介绍了外科常见疾病的概念、临床表现、实验室检查、诊断与鉴别诊断,以及治疗等内容。编写时,我们参考了国内外最新、最权威的相关专业书籍,并与自身临床经验做了很好的融汇,对临床的每一工作环节、每一步骤,以及每一具体操作的内容、特点、要求及方法,都进行了严格的把控,尤其是对临床诊断技巧、手术操作要领、手术操作难点与疑点等进行反复推敲,保证内容简明扼要、系统全面、规范实用。本书最大的亮点是将科学的临床诊疗思维与丰富的临床实践经验融会在一起,深入浅出,主题鲜明,涵盖内容全面而严谨,可作为普外科临床医师的专业参考书籍。

本书力求全面总结国内外普外科领域的最新理论、研究进展,但由于普外科学发展迅速,且编者们均身负普外科临床治疗工作,编写时间有限,书中难免有不足之处,恳请广大读者见谅,并给予批评指正,以便更好地总结经验,达到提高普外科医务人员诊疗水平的目的。

《外科常见病诊疗实践》编委会

2022 年 6 月

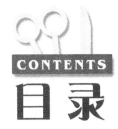

CONTENTS

# 目 录

# 第一章

# 甲状腺疾病

## 第一节　甲状腺功能亢进症

甲状腺功能亢进症简称甲亢,也称甲状腺毒症,是指由于各种原因导致的甲状腺呈高功能状态,引起甲状腺激素分泌增多,造成机体各系统兴奋性增高,以代谢亢进为主要表现的临床综合征。

### 一、病因及发病机制

据研究证明,甲亢是在遗传基础上,因感染、精神创伤等应激因素而诱发,属于抑制性 T 淋巴细胞功能缺陷所导致的一种器官特异性自身免疫性疾病,与自身免疫性甲状腺炎等同属自身免疫性甲状腺疾病。妊娠、碘化物过多、锂盐的治疗等因素也可能诱发甲亢。

#### (一)遗传因素

甲亢的发病与遗传显著相关,并与一定的人类白细胞抗原(human leucocyte antigen,HLA)类型有关,家族中有甲亢病史者,其发病率明显高于非遗传病史者。本病发病与人类白细胞抗原(HLA 二类抗原)有关。中国人发病与 HLA-B46 明显相关。

#### (二)自身免疫

Graves 病时免疫耐受、识别和调节功能减退,抗原特异或非特异性抑制性 T 淋巴细胞(Ts 细胞)功能缺陷,机体不能控制针对自身组织的免疫反应,减弱了 Ts 细胞对辅助性 T 淋巴细胞(Th 细胞)的抑制,特异 B 淋巴细胞在特异 Th 细胞辅助下,产生特异性免疫球蛋白(自身抗体)。甲状腺自身组织抗原或抗原成分主要有促甲状腺激素(thyroid stimulating hormone,TSH)、TSH 受体、甲状腺球蛋白(thyroglobulin,Tg)、甲状腺过氧化物酶(thyroid peroxidase,TPO)及 $Na^+/I^-$ 同向转运蛋白等。Graves 病患者血清中可检出甲状腺特异性抗体，即 TSH 受体抗体(TRAb)。TRAb 分为甲状腺兴奋性抗体(TSAb)和 TSH 阻断性抗体(TBAb)。TSAb 与 TSH 受体结合后，主要通过腺苷酸环化酶-cAMP 和磷脂酰肌醇-$Ca^{2+}$ 两个级联反应途径产生与 TSH 一样的生物学效应，$T_3$、$T_4$ 合成和分泌增加导致 Graves 病。Graves 病浸润性突眼主要与细胞免疫有关。血循环中针对甲状腺滤泡上皮细胞抗原的 T 淋巴细胞识别球后成纤维细胞或眼外肌细胞上的抗原，浸润眶部。被激活的 T 淋巴细胞与局部成纤维细胞或眼肌细胞表达免疫调节蛋白，增强眶部结缔组织的自身免疫反应，刺激成纤维细胞增殖，分泌大量的糖胺聚糖聚积于球后，继之出现水肿。

### (三)环境因素

病毒或细菌感染、应激反应、皮质醇升高、性腺激素等方面的变化，可改变抑制或 Th 细胞的功能，增强免疫反应，诱发甲亢的发病。

### (四)其他

妊娠、碘化物过多、锂盐的治疗等因素可能激发 Graves 病的免疫反应。长期服用含碘药物如胺碘酮者可引起碘蓄积，导致甲亢。

## 二、病理生理

当甲状腺分泌过多的甲状腺激素时，甲状腺激素可以促进磷酸化，主要通过刺激细胞膜的 $Na^+$-$K^+$-ATP 酶(即 $Na^+$-$K^+$ 泵)，后者在维持细胞内外的 $Na^+$-$K^+$ 梯度的过程中需要大量能量以促进 $Na^+$ 的主动转移，以致 ATP 水解增多，从而促进线粒体氧化磷酸化反应，结果氧耗和产热均增加。甲状腺激素的作用虽是多方面的，但主要体现在促进蛋白质的合成，促进产热作用，以及与儿茶酚胺具有相互促进作用，从而影响各种代谢和脏器的功能。如甲状腺激素能增加基础代谢率，加速多种营养物质、肌肉的消耗。甲状腺激素和儿茶酚胺的协同作用加强，使神经系统、心血管和胃肠道等脏器的兴奋性增加，导致交感神经兴奋性增加，患者出现怕热多汗，心率增快，胃肠蠕动加快及手颤和肌颤等。此外，由于甲亢的发生与自身免疫反应有关，部分患者可出现不同程度的突眼。

## 三、分类

### (一)甲状腺性甲亢

由于甲状腺本身的病变所致的甲状腺功能亢进。有甲亢症状，血 $T_3$、$T_4$、

$FT_3$、$FT_4$升高，TSH 降低。

### 1.弥漫性甲状腺肿伴甲亢

弥漫性甲状腺肿伴甲亢又称 Graves 病，弥漫性甲状腺肿大伴甲状腺功能亢进，本病发生的家庭聚集现象非常明显，与同卵双胎间的关系显著一致，与人类白细胞抗原显著相关，并且感染、应激和性腺激素等变化均可成为诱因。精神因素是一个常见的诱因，强烈的突发的精神刺激可使肾上腺皮质激素急剧升高，改变抑制或辅助性 T 淋巴细胞的功能，增强免疫功能，发生甲亢。患者可出现典型的甲亢症状，伴有甲状腺弥漫性肿大，部分伴有突眼，患者体内的 TSH 受体抗体（TRAb）、甲状腺刺激性抗体（TSAb）阳性。

### 2.甲状腺自主性高功能腺瘤

原因未明，结节可呈多个或单个，起病缓慢，无突眼。甲状腺扫描呈热结节，且不受 TSH 调节，故系自主性功能亢进，结节外甲状腺组织摄碘功能因垂体分泌 TSH 功能受甲状腺激素所抑制而减低，甚至消失。

### 3.多结节性甲状腺肿伴甲亢（毒性多结节性甲状腺肿）

病因不明。常于甲状腺呈结节性肿大多年后出现甲亢，甲状腺结节所具有结构上的异质性和功能上的自主性，开始时甲状腺功能处于正常状态，随着甲状腺结节的病程延长，自主功能的程度逐渐增加，使病情从功能正常逐渐发展至功能亢进，发生甲亢。患者有甲亢症状，但部分患者症状较轻，甲状腺超声检查示甲状腺呈结节样改变，甲状腺扫描特点为摄碘功能呈不均匀分布，并不浓集于结节。

### 4.慢性淋巴细胞性甲状腺炎伴甲亢

慢性淋巴细胞性甲状腺炎伴甲亢又称桥本甲亢，其发病原因可能是在自身免疫性甲状腺炎的情况下，由于病变对甲状腺腺体的破坏，使甲状腺激素的释放增多，同时也可能存在有兴奋甲状腺的受体抗体的作用，刺激腺体组织，使甲状腺激素分泌增多。患者的甲亢症状较轻，甲状腺质地韧，血中的抗体 TgAb、TPOAb 升高。

### 5.甲状腺癌伴甲亢

因甲状腺内功能自主性病灶产生过多甲状腺激素而引起甲亢。甲状腺肿大呈不规则性，质地硬，表面不光滑，可有结节，癌肿有转移者可出现甲状腺周围的淋巴结肿大。甲状腺 B 超、CT 及甲状腺扫描可示癌肿的改变，检测血甲状腺球蛋白、降钙素及癌胚抗原等肿瘤指标可有助于诊断。

#### （二）垂体性甲亢

少见，由于垂体瘤分泌 TSH 过多而致甲亢。血 TSH 升高，使 $T_3$、$T_4$、$FT_3$、

FT$_4$升高。

### (三)异位 TSH 综合征

异位 TSH 综合征是因甲状腺外的肿瘤如肺、胃、肠、胰、绒毛膜等脏器的恶性肿瘤分泌 TSH 或类 TSH 物质,而促使甲状腺分泌甲状腺激素增多。

### (四)绒毛膜促性腺激素相关性甲亢

如绒毛膜上皮癌、葡萄胎、侵蚀性葡萄胎、多胎妊娠等。卵巢皮样肿瘤中的毒性腺瘤可致甲亢,绒毛膜促性腺激素分泌增多也可致甲亢。

### (五)碘甲亢

由于各种原因摄入了过多的甲状腺激素而引起甲亢。服用含碘药物和制剂等,如应用胺碘酮控制心律失常,可使血中的甲状腺激素水平升高;在治疗甲亢过程中加用的甲状腺激素量过大,导致甲亢病情反复;甲状腺功能减退症在应用甲状腺激素治疗的过程中,服用甲状腺素时间过长未及时调整剂量或服用量过大,可致血中甲状腺激素水平升高,部分患者出现甲亢症状。

### 四、病理

#### (一)甲状腺

多呈不同程度的弥漫性肿大,病程长者可呈结节状,质地软或韧,甲状腺内血管增生、充血,滤泡增生明显,细胞核可有分裂象,高尔基器肥大,线粒体增多。

#### (二)浸润性突眼

浸润性突眼者的球后组织中常有脂肪浸润,纤维组织增生,黏多糖和糖胺聚糖沉积,透明质酸增多,可见淋巴细胞和浆细胞浸润。眼肌纤维增粗,肌纤维透明变性,肌细胞内黏多糖增多。

#### (三)胫前黏液性水肿

病变部位见黏蛋白样透明质酸沉积,伴肥大细胞、吞噬细胞和内质网粗大的成纤维细胞浸润。

#### (四)其他

骨骼肌、心肌可有类似眼肌的改变,久病者可有肝内脂肪浸润、坏死。少数患者可伴有骨质疏松。

### 五、临床表现

甲亢的临床表现可轻可重,有的表现为典型甲亢,有的为亚临床甲亢,有的甲亢患者长期得不到诊治,待发生甲状腺危象后才急症入院。甲亢多见于女性,男女发病之比为 1：(4～6),以 20～40 岁为多,但儿童及老年人均可发病。

(一)症状

典型的表现为甲状腺毒症表现,以及各系统代谢亢进的表现。

1.高代谢综合征

典型的甲亢症状主要为高代谢综合征,由于甲状腺激素分泌增多导致交感神经兴奋性增高、新陈代谢亢进,患者出现乏力、怕热多汗,尤其在夏季,重症患者会大汗淋漓。患者经常有饥饿感,进食多反而体重减轻。

2.精神神经系统

患者烦躁易怒,有的出现性情改变,记忆力减退,睡眠差、失眠多梦,还可出现手颤或肌颤。

3.心血管系统

甲亢时高水平的甲状腺激素使患者出现心动过速、心悸气短,血压升高、头晕、胸闷等,剧烈活动后症状明显。

4.消化系统

由于肠蠕动增快,患者出现大便次数增加、稀便,严重者出现腹泻、黄疸、肝功能损害。有的患者既往便秘,患甲亢后便秘消失,大便每天 1 次,这也是大便次数增多的表现,应注意鉴别。

5.肌肉骨骼系统

主要表现为甲状腺毒症周期性瘫痪,好发于 20～40 岁的亚洲男性甲亢患者,也可能为甲亢首发的明显的症状,以此就诊而诊断甲亢。有低钾血症,主要累及下肢,出现肌无力,多在清晨起床时不能站立、跌倒,双下肢瘫痪,几十分钟至几小时后可恢复;有的反复发作。甲亢时少数患者还可出现甲亢性肌病、重症肌无力,胫前黏液性水肿,属于自身免疫性疾病。

6.生殖系统

女性患者常有月经减少或闭经,有的到妇产科就诊而发现为甲亢;男性常有阳痿。

7.造血系统

循环血中淋巴细胞比例增加,白细胞总数及粒细胞降低;偶有血小板计数减少。

(二)体征

查体可见皮肤温暖潮湿,少数患者出现低热。收缩压可升高,脉压增大,出现颈动脉搏动、水冲脉等周围血管征。可有手颤或舌颤,病情重者出现全身肌颤。部分患者有不同程度的甲状腺肿大及突眼。

1.眼征

部分患者出现突眼,出现上眼睑挛缩,睑裂增宽,眼球运动异常。当突眼度<19 mm者为非浸润性突眼,突眼度>19 mm者为浸润性突眼。并可出现不同程度的眼征。

(1)Stellwag征:瞬目减少,两眼炯炯发亮。

(2)von Graefe征:双眼向下看时,由于上眼睑不能随眼球下落,呈现白色巩膜。

(3)Joffroy征:眼球向上看时,前额皮肤不能皱起。

(4)Mobius征:双眼看近物时,眼球辐辏不良。

突眼严重者可出现眼内异物感、胀痛,畏光流泪,睡眠时眼睑不能闭合,导致角膜炎、复视、斜视等。

2.甲状腺肿

多数患者有不同程度的甲状腺肿大,尤其是在年轻患者,多呈弥漫性、对称性肿大,质地软,无压痛;久病者质地较韧,还可出现结节。桥本甲亢者的甲状腺质地韧;甲状腺癌者甲状腺质地硬,且伴有结节,边缘不规整,甲状腺周围可触及肿大的淋巴结。明显甲亢患者的甲状腺左右叶上下极可触及震颤,闻及血管杂音。

3.心脏体征

甲亢时心率快,第一心音亢进,少数患者,尤其是老年患者可出现房性心律失常或心房颤动。久病患者可出现心浊音界扩大,心尖区闻及收缩期杂音。

4.其他体征

有肠鸣音活跃或亢进;少数患者有胫前黏液性水肿,在双侧胫骨前皮肤呈非凹陷性水肿,皮肤增粗、增厚。有肌病者出现肌无力、肌腱反射减弱。

**六、实验室检查**

**(一)甲状腺功能测定**

1.总甲状腺激素测定

总甲状腺激素($TT_3$、$TT_4$)仅能代表血中的总甲状腺激素水平,受甲状腺素结合球蛋白(thyroxine binding glibulin,TBG)的影响,在典型甲亢时可明显升高;在亚临床甲亢时可以表现升高不明显。临床有影响TBG的因素(如妊娠、服用雌激素、肝病、肾病、低蛋白血症、使用糖皮质激素等)存在时,应测定游离甲状腺激素。

2.游离甲状腺激素测定

游离甲状腺激素($FT_3$、$FT_4$)不受 TBG 影响,较 $TT_3$、$TT_4$测定能更准确地反映甲状腺的功能状态,是诊断甲亢的敏感指标。甲亢时明显升高,在亚临床甲亢时可有轻度升高,或在正常高限。

3.反 $T_3$测定

反 $T_3$($r-T_3$)是 $T_4$在外周组织的降解产物,其浓度的变化与 $T_3$、$T_4$维持一定比例,尤其与 $T_4$一致,是反映甲状腺功能的一项指标。在甲亢及复发的早期,仅有 $r-T_3$的升高。

(二)超敏 TSH(sTSH)测定

超敏 TSH 测定采用免疫放射分析。甲亢时 sTSH 降低。采用免疫放射分析法测定 TSH 优于放射免疫法,其灵敏度为 $0.1\sim0.2$ mU/L,能测定出低于正常的值。近年来,采用免疫化学发光分析测定,其灵敏度更高,sTSH 成为筛查甲状腺性甲亢的一线指标,甲状腺性甲亢时 TSH 通常<0.1 mU/L,由于其灵敏度高,在甲状腺激素水平正常或在正常高限时,TSH 水平已经有改变,sTSH 是诊断甲状腺性甲亢、亚临床甲亢的敏感指标。但是在垂体性甲亢时不降低或升高。

(三)甲状腺自身抗体测定

TSH 受体抗体(TRAb)包括甲状腺刺激抗体(TSAb)和甲状腺刺激阻断抗体(TSBAb)。

1.TRAb

应用放射受体法测定,是鉴别甲亢病因、诊断 Graves 病的指标之一。因 TRAb 中包括 TSAb 和 TSBAb 两种抗体,而检测到的 TRAb 仅能有针对地反映 TSH 受体的自身抗体的存在,不能反映这种抗体的功能。但是当 Graves 病 TSAb 升高时,TRAb 也升高。

2.TSAb

TSAb 是 Graves 病的致病性抗体,该抗体阳性提示甲亢的病因是 Graves病,是诊断 Graves 病的重要指标之一。Graves 病时 TSAb 升高,反映了这种抗体不仅与 TSH 受体结合,而且这种抗体产生了对甲状腺细胞的刺激功能。阳性率在 $80\%\sim100\%$,对 Graves 病,尤其是早期甲亢有诊断意义;并且对判断病情活动、是否复发有意义,是甲亢治疗后停药的重要指标。TSAb 可以通过胎盘导致新生儿甲亢,所以对新生儿甲亢有预测作用。

**(四)甲状腺球蛋白抗体(TgAb)和甲状腺过氧化物酶抗体(TPOAb)测定**

这两种抗体升高提示为自身免疫性甲状腺病。在桥本病时此抗体升高。甲亢患者这两种抗体升高时,提示桥本甲亢。如此抗体长期持续阳性,提示患者有进展为自身免疫性甲减的可能。

**(五)甲状腺球蛋白和降钙素测定**

对于甲亢患者合并有甲状腺结节者,甲状腺 B 超疑有甲状腺结节恶变者,需测定这些抗体,升高时提示甲状腺结节有恶变的可能,需进一步检查。在甲状腺癌术后的患者甲状腺球蛋白升高,提示有癌肿复发的可能;血降钙素升高提示应排除甲状腺髓样癌。

**(六)甲状腺摄$^{131}$I 率测定**

$^{131}$I 摄取率是诊断甲亢的传统方法,甲亢时甲状腺摄$^{131}$I 率升高,且高峰前移,3 小时摄$^{131}$I 率>25%,24 小时>45%。做甲状腺摄$^{131}$I 率时应禁食含碘的食物和药物,孕妇和哺乳期妇女禁用此检查。目前由于甲状腺激素及 sTSH 测定技术的开展,大多数甲亢患者不需再做甲状腺摄$^{131}$I 率,但是在诊断亚急性甲状腺炎时甲状腺摄$^{131}$I 率测定具有重要的诊断意义。亚急性甲状腺炎伴甲亢时测定甲状腺激素水平升高但甲状腺摄$^{131}$I 率降低,是诊断亚急性甲状腺炎的特征性指标。

**(七)甲状腺超声检查**

可明确甲状腺肿大的性质,是弥漫性肿大,还是结节性肿大,还可明确甲状腺内有无肿瘤、出血、囊肿等情况。

**(八)甲状腺核素静态显像**

对甲状腺肿大呈多结节性、或呈单结节者、或甲状腺有压痛疑诊为甲状腺炎等情况者,可进行甲状腺核素静态显像,明确甲状腺结节为凉结节,还是热结节,对高功能腺瘤的诊断有帮助。根据甲状腺摄取锝的情况,还可判断是否有桥本甲状腺炎、亚急性甲状腺炎的可能。甲状腺核素静态显像有助于胸骨后甲状腺肿的诊断,还对甲状腺结节的性质有一定的诊断价值。

**(九)甲状腺 CT 或 MRI 检查**

有助于甲状腺肿、异位甲状腺、甲状腺结节和甲状腺癌的诊断;还可明确突眼的原因、球后病变的性质,评估眼外肌受累的情况。

**(十)血常规检查**

周围血循环中淋巴细胞绝对值和百分比及单核细胞增多,但白细胞总数偏低。血小板寿命较短,可显示轻度贫血。

**(十一)血生化检查**

甲亢时可有血糖的轻度升高,有的患者处于糖耐量异常阶段;少数患者出现低血钾、肝功能异常及电解质紊乱。

### 七、诊断和鉴别诊断

**(一)诊断**

典型病例经详细询问病史,依靠临床表现即可拟诊。不典型病例、小儿、老人及亚临床甲亢患者,往往症状不明显,易被漏诊或误诊。

1.临床甲亢的诊断

具有以下表现时,应考虑诊断为甲亢。

(1)具有高代谢的症状,并具有相关的体征,如体重减轻、乏力、怕热出汗、低热、大便次数增多、手抖和肌颤、心动过速等。

(2)甲状腺呈不同程度的肿大,部分患者伴有甲状腺结节,少数患者无甲状腺肿大。

(3)甲状腺功能测定示 $T_3$、$T_4$、$FT_3$、$FT_4$、$r\text{-}T_3$ 升高。甲状腺性甲亢时 TSH 降低(一般$<0.1$ mU/L);下丘脑、垂体性甲亢时 TSH 升高。

2.Graves 病的诊断标准

(1)有临床甲亢的症状和体征。

(2)甲状腺呈弥漫性肿大,少数病例可无甲状腺肿大。

(3)测定甲状腺激素水平升高,TSH 降低。

(4)部分患者有不同程度的眼球突出和浸润性眼征。

(5)部分患者有胫前黏液性水肿。

(6)甲状腺 TSH 受体抗体(TRAb 或 TSAb)阳性。

以上标准中,前 3 项为诊断必备条件,后 3 项为诊断辅助条件。

3.其他类型甲亢

除了有甲亢的临床表现和甲状腺激素升高外,各种类型的甲亢具有其特点。

(1)桥本甲亢:甲状腺质地韧,TgAb、TPOAb 可明显升高。也有少数桥本甲状腺炎患者在早期因炎症破坏甲状腺滤泡,甲状腺激素漏出而呈一过性甲亢,可称为桥本假性甲亢或桥本一过性甲状腺毒症。此类患者虽然有甲亢的症状，$TT_3$、$TT_4$升高，但是甲状腺$^{131}I$摄取率降低，甲亢症状通常在短期内消失，甲状腺穿刺活检呈典型的桥本甲状腺炎的病理改变。

（2）高功能腺瘤：触诊发现甲状腺的单一结节，甲状腺核素静态显像有显著特征，显示"热结节"。

（3）结节性甲状腺肿伴甲亢：甲状腺肿大伴多结节，也可以表现为 $T_3$ 型甲亢，如果具有有功能的结节，甲状腺核素静态显像可呈"热结节"，周围和对侧甲状腺组织受抑制或者不显像。

（4）甲状腺癌伴甲亢：甲状腺质地韧偏硬，可触及单一结节或多结节，且与周围组织有粘连，或伴有周围及颈部淋巴结肿大。有的查血降钙素升高，提示有甲状腺髓样癌的可能。甲状腺针吸活检有助于明确诊断。

在甲亢症状不典型或根据甲状腺功能结果不能确诊者，可做促甲状腺激素释放激素（thyropin-releasing hormone，TRH）兴奋试验：静脉应用 TRH 200 μg 后，TSH 不受 TRH 兴奋，提示为甲状腺性甲亢；还可做 $T_3$ 抑制试验：试验前先做甲状腺摄$^{131}I$率，然后服 $T_3$ 片 20 μg，每天 3 次，共服 7 天，服药后的甲状腺摄$^{131}I$率较服药前降低 50％以下考虑甲亢，＞50％者可排除甲亢。

**(二)鉴别诊断**

1.甲状腺炎伴甲亢

（1）亚急性甲状腺炎伴甲亢：是在病毒等感染后发生了甲状腺炎，使甲状腺滤泡破坏，释放出甲状腺激素，出现一过性甲亢。患者出现发热、咽痛等上呼吸道感染的症状，甲状腺疼痛伴有局部压痛，检测甲状腺功能可升高，但甲状腺吸碘率降低，这是亚急性甲状腺炎伴甲亢的一个典型表现。在甲状腺毒症期过后可有一过性甲减，然后甲状腺功能逐渐恢复正常。

（2）安静型甲状腺炎：是自身免疫性甲状腺炎的一个亚型，甲状腺肿大不伴疼痛，大部分患者要经历一个由甲状腺毒症至甲减的过程，然后甲状腺功能恢复正常。

2.服用过多甲状腺激素所致甲亢

有服用过多甲状腺激素的病史，甲状腺可无肿大，测定甲状腺激素水平升高。通过测定甲状腺球蛋白可进行鉴别，外源甲状腺激素引起的甲状腺毒症甲状腺球蛋白水平很低或测不出，而甲状腺炎时甲状腺球蛋白水平明显升高。

3.神经官能症

此症患者多有精神受刺激史，睡眠差、多梦，重者失眠、可有精神障碍。由于长期睡眠少、食欲缺乏,可引起消化不良、体重减轻、消瘦,这些表现易与甲亢的症状相混淆,应及时检测甲状腺功能明确诊断。

4.嗜铬细胞瘤

由于肿瘤分泌肾上腺素、去甲肾上腺素增多,引起高代谢综合征如出汗、手抖、消瘦、乏力等,还可出现心动过速、神经精神症状,有时酷似甲亢,但嗜铬细胞瘤的主要表现为高血压,血压可呈阵发性升高,或呈持续性高血压阵发性加重,而无甲状腺肿及突眼。测甲状腺功能正常,血和尿儿茶酚胺升高,肾上腺影像学检查可以显示肾上腺肿瘤,以此可进行鉴别。

5.症状的鉴别

(1)消瘦:引起消瘦的原因很多,如恶性肿瘤、结核病、糖尿病、嗜铬细胞瘤等,应鉴别。

(2)低热:常见的伴有低热的疾病有结核病、恶性肿瘤晚期、风湿病、慢性感染等。

(3)腹泻:常见于溃疡性结肠炎、慢性肠炎、肠道激惹综合征等疾病。

(4)心律失常:应与冠心病、风湿性心脏病、高血压性心脏病、心肌病、肺心病等相鉴别。

6.体征的鉴别

(1)脉压增大:应与高血压、主动脉瓣关闭不全、贫血等鉴别。

(2)突眼:单侧突眼者应排除眶内肿瘤;双侧突眼应与肺心病等疾病相鉴别。

(3)甲状腺肿:应与单纯性甲状腺肿、结节性甲状腺肿、桥本甲状腺炎、甲状腺肿瘤等相鉴别。

## 八、治疗

一般治疗、抗甲状腺药物及辅助药物治疗、放射性$^{131}$I治疗及手术治疗。应根据患者的具体情况,选用适当的治疗方案。

**(一)一般治疗**

应予适当休息。饮食要补充足够热量和营养,包括糖、蛋白质和B族维生素等。精神紧张、不安或失眠者,可给予安定类镇静剂。禁食含碘食物如海带、紫菜等。

**(二)药物治疗**

1.抗甲状腺药物的治疗

(1)适应证:①病情轻、甲状腺轻中度肿大的甲亢患者;②年龄在20岁以下,妇女妊娠期、年迈体弱或合并严重心、肝、肾等疾病而不宜手术者;③重症甲亢、甲状腺危象的治疗;④甲亢的术前准备;⑤甲状腺次全切除后复发而不宜用¹³¹I治疗者;⑥作为放射性¹³¹I治疗前的辅助治疗;⑦经放射性¹³¹I治疗后甲亢复发者。

(2)常用药物有以下几种。①硫脲类:甲硫氧嘧啶(MTU)及丙硫氧嘧啶(PTU);②咪唑类:甲巯咪唑(MM)、卡比马唑(CMZ)。这些抗甲状腺药物都能抑制甲状腺素的合成,抑制甲状腺过氧化物酶活性,抑制碘化物形成活性碘,影响酪氨酸残基碘化,抑制碘化酪氨酸耦联形成碘甲状腺原氨酸;抗甲状腺药物还可抑制免疫球蛋白的生成,使甲状腺中淋巴细胞减少,TSAb下降。PTU还在外周组织抑制脱碘酶从而阻抑$T_4$向$T_3$的转换,所以在重症甲亢及甲状腺危象时首选应用。

(3)剂量与疗程:长程治疗分初治期、减量期及维持期,按病情轻重决定剂量。

初治期:MTU或PTU 300～450 mg/d或MM、CMZ 30～40 mg/d,分2～3次口服,妊娠期甲亢患者以选择PTU为宜。服药至症状减轻后酌情减量至常规剂量。初治期治疗至症状缓解或$T_3$、$T_4$、$FT_3$、$FT_4$、r-$T_3$恢复正常或接近正常时即可减量,进入减量期。

减量期:根据病情及症状控制情况每2～4周减量1次。MTU或PTU每次减50～100 mg,MM或CMZ每次减5～10 mg。待症状完全消除,体征明显好转后根据甲状腺激素水平调整用药剂量,逐渐减量至最小维持量。

维持量期:经逐渐减少药物剂量后,患者的病情比较稳定,药物剂量服用较长时间调整很小,此时则进入维持量期,MTU或PTU 50～100 mg/d,MM或CMZ 5～10 mg/d,如此治疗至甲状腺功能较长期稳定在正常水平,以至停药。

疗程中除非有较严重反应,一般不宜中断,并定期随访。

(4)不良反应及处理:见以下几点。

粒细胞计数减少:常见的不良反应,发生率较高,所以在治疗过程中应经常检测血常规,如白细胞计数<$3.0×10^9$/L或中性粒计数细胞<$1.5×10^9$/L则应考虑停药,并应加强观察,试用升白细胞药物如维生素$B_4$、鲨肝醇、利血生等,必要时给予泼尼松30 mg/d口服。粒细胞缺乏伴发热、咽痛、皮疹时,须即停药抢救,应用重组人粒细胞集落刺激因子,使白细胞上升后再继续用药或改用另一种抗甲状腺药物,或改用其他治疗方案。

药疹:较常见,可用抗组胺药控制,不必停药,但应严密观察,如皮疹加重,则应立即停药,以免发生剥脱性皮炎。

中毒性肝病:其发生率 0.1%～0.2%,多在用药后 3 周左右发生,表现为变态反应性肝炎,转氨酶升高。用药所致的肝功能损害应与甲亢本身所致的转氨酶升高相鉴别,所以在应用抗甲状腺药物前应先检测肝功能,以区别肝功能损害是否为抗甲状腺药物所致。还有罕见的 MM 导致的胆汁淤积性肝病,在停药后可逐渐恢复正常。如出现重症肝炎,应立即停药抢救。

血管炎:罕见,由抗甲状腺药物引起的药物性狼疮,查抗中性粒细胞胞浆抗体阳性。多见于中年女性患者,表现为急性肾功能异常,关节炎,皮肤溃疡,血管炎性皮疹等。停药后多数患者可恢复;少数严重病例需要应用大剂量糖皮质激素、免疫抑制剂或血液透析治疗。

(5)停药的指征:甲亢经用药物治疗完全缓解后何时停药,应考虑以下指标:甲亢的症状消失,突眼、甲状腺肿等体征得到缓解;检测甲状腺功能已多次正常,$T_3$、$T_4$、$FT_3$、$FT_4$、$r-T_3$ 等长期稳定在正常范围;sTSH 恢复正常且稳定;TSAb 下降至正常。

(6)甲亢复发:复发主要指甲亢经药物治疗后病情完全缓解,在停药后又有复发者。复发主要发生在停药后的第 1～2 年,3 年后复发率降低。甲亢复发后要寻找复发的诱因,以控制诱因,并可继续药物治疗。对药物治疗有不良反应者,或不能坚持服药者,应考虑改用放射性[131]I 治疗或手术等其他治疗。

达到以上指标后再停药,停药后复发率小。

2.其他药物治疗

(1)碘剂:能抑制甲状腺激素从甲状腺释放,能减少甲状腺充血,但作用属暂时性。于给药后 2～3 周内症状逐渐减轻,但以后又可使甲亢症状加重,并影响抗甲状腺药物的疗效。所以仅适用于:①甲状腺手术前的准备;②甲状腺危象的治疗;③甲亢患者接受急诊外科手术。碘剂通常与抗甲状腺药物同时应用。控制甲亢的碘剂量大约为 6 mg/d;或复方碘溶液(Lugol 液)3～5 滴口服,每天 3 次。

(2)普萘洛尔:不仅作为 β 受体阻滞剂用于甲亢初治期(每次 10～20 mg,每天 3～4 次),而且还有阻抑 $T_4$ 转换成 $T_3$ 的作用,近期改善症状疗效显著。此药可与碘剂等合用于术前准备,也可用于[131]I 治疗前后及甲状腺危象时。哮喘患者禁用,可用阿替洛尔、美托洛尔。

(3)碳酸锂:可以抑制甲状腺激素分泌。但是与碘剂不同,不干扰甲状腺对放射性碘的摄取,主要用于对抗甲状腺药物和碘剂均过敏者,由于不良反应大,仅适于临时、短期应用控制甲亢。300～500 mg，每8小时1次。

(4)促进白细胞增生药：主要用于有白细胞计数减少的甲亢患者。常用的有以下几种。①维生素$B_4$：核酸的组成成分，参与RNA和DNA的合成，能促进白细胞的增生。口服每次10～20 mg，每天3次。②鲨肝醇：有促进白细胞增生及抗放射作用，口服每次50 mg，每天3次。③利血生：半胱氨酸的衍生物，能促进骨髓内粒细胞的生长和成熟，刺激白细胞及血小板增生，每次20 mg口服，每天3次。④重组人粒细胞集落刺激因子：主要刺激粒细胞系造血祖细胞的增殖、分化、成熟与释放。作用迅速，一般用于白细胞计数$<3.0\times10^9$/L时，此时应停用抗甲状腺药物，每天75 μg皮下注射，有变态反应者禁用。用促进白细胞增生药应定期监测血象。

(5)甲状腺激素：甲亢治疗过程中加用甲状腺素主要为预防药物性甲减，甲状腺素可反馈抑制TSH的分泌，防止甲状腺肿大和突眼，一般在抗甲状腺药物减量阶段应用。治疗中如症状缓解而甲状腺肿或突眼反而加重时，抗甲状腺药物可酌情减量，并可加用甲状腺片40～60 mg/d或$L$-$T_4$ 12.5～50 μg/d，以后根据患者的具体病情决定抗甲状腺药物和甲状腺素的剂量。有的患者在加用甲状腺素后突眼和甲状腺肿得到缓解，而有些患者则在甲状腺素用量过大后会导致心悸、出汗、甲亢症状加重等，此时需停用甲状腺素，调整抗甲状腺药物剂量。

### (三)放射性$^{131}$I治疗

放射性$^{131}$I能被甲状腺高度摄取，$^{131}$I释放出β射线对甲状腺有毁损效应，使甲状腺滤泡上皮破坏而减少甲状腺素的分泌，同时还可抑制甲状腺内淋巴细胞的抗体生成，达到治疗甲亢的目的。

1.适应证

(1)成人Graves甲亢伴甲状腺肿大Ⅱ度以上。

(2)应用抗甲状腺药治疗失败或复发或对药物过敏者。

(3)甲亢手术治疗后复发者。

(4)伴有甲亢性心脏病或伴其他病因的心脏病的甲亢患者。

(5)甲亢合并白细胞计数减少或全血细胞计数减少者。

(6)老年甲亢。

(7)甲亢合并糖尿病。

(8)毒性多结节性甲状腺肿。

(9)自主功能性甲状腺结节合并甲亢。

2.相对适应证

(1)青少年和儿童甲亢,应用抗甲状腺药物治疗失败或复发,而不适宜手术者。

(2)甲亢合并肝、肾等脏器功能损害。

(3)轻度和稳定期的中度浸润性突眼的甲亢患者。

3.禁忌证

妊娠及哺乳期妇女禁用;严重心、肝、肾衰竭者;肺结核患者;重症浸润性突眼及甲状腺危象等患者禁用。

4.放射性$^{131}$I治疗的并发症

主要的并发症为甲减,早期由于腺体破坏,后期由于自身免疫反应所致。一般在治疗后第1年的发生率为4%～5%,以后每年递增1%～2%。另外,可有放射性甲状腺炎等并发症。

5.注意事项

青少年甲亢患者在甲亢初治时,尽量不首先选用放射性$^{131}$I治疗,防止导致永久性甲减。

由于采用放射性$^{131}$I治疗较采用药物治疗简单、方便,减少了长期服药的麻烦,近年来采用放射性$^{131}$I治疗的患者明显增多,治疗较安全,疗效明显。重症甲亢患者在行放射性$^{131}$I治疗前需用抗甲状腺药物治疗,控制甲亢,防止在放射性$^{131}$I治疗未显效前发生甲状腺危象。

**(四)手术治疗**

实行甲状腺次全切除术可使甲亢的治愈率达到70%左右。

1.适应证

(1)中、重度甲亢,长期服药效果不佳。

(2)停药后复发,或不能坚持长期服药,甲状腺明显肿大者。

(3)甲状腺巨大有压迫症状者。

(4)胸骨后甲状腺肿伴甲亢。

(5)多结节性甲状腺肿伴甲亢者。

(6)疑似与甲状腺癌并存者。

(7)儿童、青少年甲亢应用抗甲状腺药物治疗失败或效果差者。

2.禁忌证

伴有重症突眼的Graves病患者,严重心、肝、肾衰竭不能耐受手术者,妊娠早期及晚期以及轻症患者禁忌手术治疗。

**3.术前准备**

进行手术前必须用抗甲状腺药物充分治疗至症状控制,心率在 80 次/分左右,$T_3$、$T_4$、$FT_3$、$FT_4$、$r$-$T_3$ 在正常范围。手术前 2 周开始加服复方碘溶液,每次 3～5 滴,每天 1～3 次,术前 1～2 天停药。

**4.手术治疗的并发症**

(1)永久性甲减:由于手术损伤、Graves 病本身的自身免疫性损伤所致。

(2)甲状旁腺功能减退:手术中甲状旁腺部分损伤或供应血管损伤可导致一过性甲状旁腺功能减退,以后可逐渐恢复;如为甲状旁腺误切或大部分损伤,则可导致永久性甲状旁腺功能减退。

(3)喉返神经损伤:单侧损伤表现为发音困难、声音嘶哑;双侧损伤可出现气道阻塞,需要紧急处理。

(4)手术创口出血、感染。

(5)甲状腺危象:多由于术前准备不充分所致。术后短时间内出现甲亢症状加重,还可出现肺水肿、心功能不全、休克等,需立即抢救。

## 九、甲亢特殊的临床类型及诊治

甲亢时还有一些特殊的临床表现和类型,应予重视;根据病情选择合理的治疗方案。

### (一)甲状腺危象

甲状腺危象也称甲亢危象,是甲亢急性加重的临床综合征。

**1.常见的诱因**

(1)甲状腺危象多发生在甲亢未得到及时治疗的患者,尤其是在夏季、高温作业等,患者出汗多,脱水重。

(2)重症甲亢患者,未经药物治疗控制甲亢病情就进行放射性[131]I 治疗,在放射性碘治疗后,放射性[131]I 还未发挥作用、未控制过高的甲状腺激素水平而发生甲状腺危象。

(3)在感染、劳累、应激、急性胃肠炎、脱水、严重精神创伤等诱因情况下发生甲状腺危象。

(4)严重的躯体疾病:如充血性心力衰竭、低血糖症、败血症、脑血管意外、急腹症或重度创伤等。

(5)口服过量的甲状腺激素制剂。

(6)甲亢患者未做充分的术前准备,未应用足够的抗甲状腺药物治疗,甲状腺功能仍明显升高时就行甲状腺手术者,手术时使已合成的甲状腺激素释放到血循环中,使血中的甲状腺激素水平进一步升高,在术后短时间内就发生甲状腺危象,多见于老年人。近年来由于对甲亢的深入认识,大多数需要行手术治疗的甲亢患者,在术前都做了充分准备,已很少有此种现象发生。

2.发病机制

甲状腺危象的发生与血中的甲状腺激素水平明显升高有重要关系。甲亢时血中的甲状腺激素水平明显升高,其中 $FT_3$、$FT_4$ 的升高速度比其浓度的升高更为重要,短期内具有生物活性的游离甲状腺激素水平升高是导致甲状腺危象发生的重要因素。甲亢时内环境发生紊乱,机体对甲状腺激素的耐受性下降,高水平甲状腺激素的作用更加明显。过多的甲状腺激素使肾上腺素能受体数目增加,使肾上腺素能神经兴奋性增高,导致儿茶酚胺的反应性增强,进一步刺激了甲状腺激素的合成和释放,表现出过高的甲状腺激素在各系统的作用。

3.临床表现

原有的甲亢症状加重,并且伴有高热,体温＞39 ℃,心率＞140 次/分,血压可升高或降低。患者神情紧张,烦躁不安,呼吸急促,大汗淋漓,全身乏力。出现全身肌颤、手颤,并伴有恶心、呕吐、腹泻,体重较前明显减轻。部分患者出现心律失常如心房纤颤、频繁期前收缩等。由于短时间内甲状腺激素的迅速升高,使心率明显增快,多数患者,尤其是年龄较大的患者都伴有不同程度的心功能不全,双肺闻及湿啰音或满布干湿性啰音,出现心源性哮喘、肺水肿、急性左心衰竭的表现。甲状腺危象患者如未得到及时诊断和治疗,在短时间内会出现血容量减少、血压下降、休克,甚至昏迷。如不及时抢救,死亡率高。

4.诊断

根据患者既往的甲亢病史及就诊时的临床表现,诊断一般不难。甲状腺激素水平明显升高,甲状腺性甲亢时 TSH 明显降低,白细胞总数及中性粒细胞计数常升高。

但是对于无甲亢诊治史的患者,诊断甲状腺危象主要根据临床表现;根据临床表现考虑为甲状腺危象时,可以抽血送检进行甲状腺功能、血常规等必要的检查;但是在危重患者,可能没有时间等待甲状腺功能的结果,应立即进行输液、吸氧、用药等抢救措施,抓住抢救时机,挽救患者的生命。

甲状腺危象时的甲状腺功能测定示甲状腺激素水平明显升高,但病情轻重与血甲状腺激素浓度无平行关系,所以仅根据甲状腺激素水平不能判断是否存在甲状腺危象,诊断主要依靠临床表现。

**5.治疗**

甲亢患者病情加重,一旦发生危象则急需抢救。

(1)抑制甲状腺激素合成:是治疗甲状腺危象的重要抢救措施。首选 PTU,能抑制 $T_4$、$T_3$ 合成和由 $T_4$ 转化为 $T_3$。首次剂量 600 mg 口服或经胃管注入。如无 PTU 时可用等量 MM 60 mg。继用 PTU 每次 200 mg 或 MM 每次 20 mg,每天口服 3 次,待症状控制后减量至常用治疗量。

(2)抑制甲状腺激素释放:病情严重者在服 PTU 1 小时后使用碘剂,复方碘溶液 5 滴,每 6 小时 1 次;或用碘化钠 0.5~1.0 g,加入 500 mL 液体中静脉滴注,第一个 24 小时可用 1~3 g,要避光静脉滴注。

(3)降低周围组织对甲状腺激素的反应:选用肾上腺素能阻滞剂,如无心功能不全和哮喘者,可用大剂量普萘洛尔 20~30 mg,每 6~8 小时口服 1 次,或 1 mg 经稀释后缓慢静脉注射,视需要可间断给予 3~5 次。但应从小剂量开始,监测心率并注意窦房结功能,防止心率过慢;发生心功能不全者停用,以及时监测心率及血压。

(4)拮抗应激:应用糖皮质激素能抑制甲状腺激素的释放,降低周围组织对甲状腺激素的反应,并增强机体的应激能力。可给予氢化可的松 50~100 mg 加入液体中静脉滴注,每 6~8 小时 1 次;或用地塞米松 5 mg 加入液体中静脉滴注,每天 2~3 次。

(5)液体疗法:甲状腺危象时患者出现高热、出汗多、呕吐、腹泻等,使体液量丢失过多,造成脱水,甚至血压低,所以在应用抗甲状腺药物进行治疗的同时,需立即给予补液。可以先给予 5% 葡萄糖盐水静脉滴注,根据患者失水的程度及心功能的情况决定补液量。如果有尿,无肾功能不全,可以给予 10% 氯化钾加入液体中静脉滴注。测定血电解质,纠正低钠、低钾血症等。有低血糖者,可以应用 10% 葡萄糖液静脉滴注,也可将 50% 葡萄糖 40~60 mL 加入等渗液体中静脉滴注。开通静脉通道,有利于静脉滴注糖皮质激素、碘剂等。静脉滴注碘剂时需配制成 3‰ 浓度,避光静脉滴注。

(6)对症治疗:高热者可给予物理降温或药物降温,试用异丙嗪、哌替啶各 50 mg 静脉滴注;供氧;同时监护心、肾等功能。甲状腺危象时多数患者有不同程度的心功能不全,在给予抗甲状腺药物治疗的同时,急性左心衰竭时需高流量吸氧,根据病情选择急救药如哌替啶(25~50 mg)或吗啡(5 mg)静脉应用;急性肺水肿可选用快速利尿剂如呋塞米 20~40 mg 或血管扩张剂等,注意改善微循环。防治感染,由感染诱发者,需针对感染的类型选择有效的抗菌药物。监测血电解质及血气,纠正电解质、酸碱平衡紊乱。及时处理各种并发症。

6.甲状腺危象的预防

甲状腺危象一旦发生,死亡率较高;尤其在老年人,伴有高血压、冠心病、心肾功能不全的患者,其死亡率更高,所以关键在于预防。防止甲状腺危象发生的预防措施有以下几种。

(1)出现心悸、烦躁、怕热多汗、食欲亢进、消瘦乏力等症状时,应及时就诊,得到早期诊治。

(2)已经诊断为甲亢的患者,应在专业医师指导下进行规律的有效治疗,尽早控制病情。

(3)应用口服抗甲状腺药物治疗的甲亢患者,应按时服药和随诊,不能随意停药,防止甲亢复发,导致甲状腺危象的发生。

(4)甲亢患者在发生感染、创伤、施行手术、应激等情况时,要及时监控甲亢病情,根据病情程度调整用药,防止危象发生。

(5)在炎热天气、高温作业、长途旅行等情况时,要注意水分的补充,防止脱水,并合理用药控制甲亢。

(6)甲亢手术治疗前应用抗甲状腺药物做好术前准备;重症甲亢行放射性$^{131}$I治疗前先用抗甲状腺药物控制病情。

**(二)甲状腺毒症性心脏病**

1.发病机制

甲状腺毒症时甲状腺激素分泌增多,对心脏有 3 个作用:①增强心脏 β 受体对儿茶酚胺的敏感性;②直接作用于心肌收缩蛋白,增强心肌的正性肌力作用;③继发于甲状腺激素的外周血管扩张,阻力下降,心脏输出量代偿性增加。上述作用导致心动过速、心排血量增加、心房纤颤和心力衰竭。多见于长期甲亢未得到很好控制的患者或老年甲亢患者。

2.临床表现

除典型的甲亢表现外,可以出现心界扩大、心脏杂音,有的出现心律失常,以心房纤颤、房性期前收缩为常见。甲亢长期得不到控制者,心律失常不易纠正,易发生甲亢性心肌病,心肌损害,心力衰竭。

心力衰竭分为两种类型:一类是心动过速和心排血量增加导致的心力衰竭。主要发生在年轻甲亢患者。此类心力衰竭非心脏泵衰竭所致,而是由于心脏高排出量后失代偿引起,称为"高排出量性心力衰竭"。常随甲亢控制,心力衰竭恢复。另一类是诱发和加重已有的或潜在的缺血性心脏病发生的心力衰竭,多发生在老年患者。此类心力衰竭是心脏泵衰竭。心房纤颤也是影响心脏功能的因素之一。甲亢患者中 10％～15％ 发生心房纤颤。甲亢患者发生心力衰竭时，30％～50％ 与心房纤颤并存。

3.治疗

(1)应用抗甲状腺药物治疗：立即给予足量抗甲状腺药物，控制甲状腺功能至正常。

(2)$^{131}$I 治疗：经抗甲状腺药物控制甲状腺毒症症状后，尽早给予放射性$^{131}$I 破坏甲状腺组织，控制甲亢，防止高甲状腺激素对心脏的进一步影响。为防止放射性损伤后引起的一过性高甲状腺激素血症加重心脏病变，给予$^{131}$I 的同时可给予 β 受体阻滞剂保护心脏；$^{131}$I 治疗后 2 周恢复抗甲状腺药物治疗，等待$^{131}$I 发挥作用；$^{131}$I 治疗后要监测甲状腺功能，如甲状腺激素水平仍高于正常，要应用抗甲状腺药物治疗，严格控制甲状腺功能在正常范围；如果发生$^{131}$I 治疗后甲减，应用尽量小剂量的 L-T$_4$ 控制血清 TSH 在正常范围，避免过量。

(3)β 受体阻滞剂：普萘洛尔可以控制心动过速，减少心脏耗氧，适用于心率快、交感神经兴奋性增强的患者。

(4)心房颤动的治疗：对于甲亢伴有快速心房颤动者，给予 β 受体阻滞剂可有助于控制心率，减少心肌耗氧，如应用美托洛尔 25～50 mg，每天 1～2 次，也可应用抗心律失常药物如普罗帕酮等。对于有心力衰竭的慢性心房颤动，也可应用小剂量的洋地黄制剂，如地高辛 0.125～0.25 mg/d，减慢心率，纠正心功能。

(5)心力衰竭的治疗：处理甲亢合并的充血性心力衰竭的措施与未合并甲亢者相同。但是纠正的难度加大。给予吸氧；减少回心血量，肺水肿者需用呋塞米 20～40 mg，或应用血管扩张剂酚妥拉明等。在减少外周阻力的情况下，可应用洋地黄制剂，纠正心力衰竭。

**(三)淡漠型甲亢**

多见于老年患者。起病隐匿，临床症状较轻，无明显眼征和甲状腺肿。表现为表情淡漠、嗜睡、反应迟钝等，不易诊断。但大部分患者有心悸头晕，体重减轻、消瘦乏力。还可有腹泻、厌食，可伴有心房颤动、肌病等。所以在老年人，短时期内出现不明原因的消瘦，由便秘转成稀便，近期出现的心房颤动，由良好睡眠到睡眠差等，应考虑有甲亢的可能。根据甲状腺功能，判断甲亢的病情轻重，决定抗甲状腺药物的剂量。

**(四)T$_3$型甲状腺毒症**

多见于结节性甲状腺肿、自主高功能性腺瘤、淡漠型甲亢或缺碘地区的甲亢患者。由于甲亢时 $T_3$ 和 $T_4$ 生成的比例失调，$T_3$ 产生量过多所致。症状较轻，可能仅有乏力、心悸、大便次数增多等表现；也可能有部分甲亢症状，但是大多数体重无明显减轻。查 $TT_3$、$FT_3$ 升高，而 $TT_4$、$FT_4$ 正常。甲状腺摄$^{131}$I率正常或偏高，但不受外源性 $T_3$ 抑制。治疗此型甲亢时，抗甲状腺药物的剂量应适当减少，治疗疗程可能不如 Graves 病长，需根据病情及时调整药量，防止发生甲减。

**(五)亚临床甲亢**

多见于甲亢早期，或发生在结节性甲状腺肿、甲状腺毒性腺瘤早期。可无明显甲亢症状，测定 $T_3$、$T_4$、$FT_3$、$FT_4$ 在正常高限或高于正常，TSH 降低。根据 TSH 降低的程度，划分为：①TSH 部分抑制，血清 TSH 在 $0.1 \sim 0.4$ mU/L；②TSH完全抑制，血清 $TSH < 0.1$ mU/L。遇到有不典型甲亢症状的患者，以及时查甲状腺功能，还可测定 TRAb，可以早期诊断亚临床甲亢，防止发展为临床甲亢。

诊断亚临床甲亢时需排除其他原因引起的 TSH 降低，如下丘脑-垂体疾病、非甲状腺疾病、外源性甲状腺激素替代治疗等情况。早期诊断甲亢治疗相对容易，仅需要应用口服抗甲状腺药物就可控制，应用剂量较小，疗程较短。

**(六)妊娠与甲亢**

1.妊娠一过性甲状腺毒症

GTT 在妊娠妇女的发生率是 $2\% \sim 3\%$。本病发生与人绒毛膜促性腺激素 (HCG)的浓度增高有关。HCG 与 TSH 有相同的 α 亚单位、相似的 β 亚单位和受体亚单位，所以 HCG 对甲状腺细胞 TSH 受体有轻度的刺激作用。本症血清 TSH 水平减低、$FT_4$ 或 $FT_3$ 增高。

临床表现为甲亢症状，妊娠期的体重增加可掩盖甲亢所致的体重减轻，同时还由于妊娠期的生理性高代谢综合征、高雌激素血症所致的 TBG、$T_3$、$T_4$ 升高，给甲亢的诊断带来困难。如患者有心悸、乏力、四肢近端消瘦，体重不随妊娠月份而相应增加，应疑诊甲亢，做甲状腺功能检查明确诊断。病情的程度与血清 HCG 水平增高程度相关，但是无突眼，甲状腺自身抗体阴性。严重病例出现剧烈恶心、呕吐，体重下降 $5\%$ 以上，严重时出现脱水和酮症，也称为妊娠剧吐一过性甲亢。多数病例仅需对症治疗，严重病例需要短时间应用抗甲状腺药物治疗。

2.妊娠 Graves 病的诊断

妊娠期具有生理性甲状腺素分泌增多的阶段，可出现甲状腺肿和相应的高代谢综合征，由于甲状腺激素结合球蛋白升高，血 $TT_3$、$TT_4$ 也可相应升高，与

Graves 病相似，对于甲亢的诊断相对困难。此时需结合以下征象考虑为 Graves 病：①有心悸，出汗多，手颤，大便次数增多，体重不随妊娠月份而相应增加，四肢近端消瘦，乏力等症状；②查体示甲状腺肿大，甲状腺区闻及血管杂音，或有不同程度的突眼，有肌震颤等；③甲状腺功能示 $FT_3$、$FT_4$ 升高，TSH 降低；④血清 TRAb 或 TSAb 升高。

**3.甲亢与妊娠**

未控制的甲亢使妊娠妇女流产、早产、先兆子痫、胎盘早剥等病症的发生率增高；早产儿、胎儿宫内生长迟缓、足月小样儿等的危险性升高。母体的甲状腺刺激抗体（TSAb）可以通过胎盘刺激胎儿的甲状腺引起胎儿或新生儿甲亢。所以，如果患者甲亢未控制，建议不要妊娠；如果患者正在接受抗甲状腺药物（ATD）治疗，血清 $TT_3$ 或 $FT_3$、$TT_4$ 或 $FT_4$ 达到正常范围，停 ATD 后可以怀孕；如果患者为妊娠期间发现甲亢，或在妊娠前患甲亢已控制良好而在妊娠期间甲亢复发者，在告知妊娠及胎儿可能存在的风险后，如患者选择继续妊娠，则首选抗甲状腺药物如 PTU 治疗；病情不能控制并有手术指征者，可考虑在妊娠 4～6 个月期间手术治疗。妊娠期间应监测胎儿发育。有效地控制甲亢可以减少高甲状腺激素对胎儿的影响。

**4.妊娠期的 ATD 治疗**

一过性甲亢患者有的仅需对症治疗；有明显的甲亢表现、血甲状腺激素水平明显升高者需要应用抗甲状腺药物治疗。因为 PTU 与血浆蛋白结合比例高，胎盘通过率低于 MM，PTU 通过胎盘的量仅是 MM 的 1/4；另外 MM 所致的皮肤发育不全较 PTU 多见，所以治疗妊娠期甲亢优先选择 PTU，MM 可作为第二线药物。ATD 治疗妊娠期甲亢的目标是使用最小有效剂量的 ATD，在尽可能短的时间内达到和维持血清 $FT_4$ 在正常值的上限，避免 ATD 通过胎盘影响胎儿的脑发育。起始剂量 PTU 50～100 mg，每天 3 次口服，监测甲状腺功能，以及时减少药物剂量。治疗初期每 2～3 周检查甲状腺功能，以后延长至 3～4 周。血清 $FT_4$ 达到正常后数周 TSH 水平仍可处于抑制状态，因此 TSH 水平不能作为治疗时的监测指标。根据甲状腺激素水平的控制，逐渐减少 ATD 剂量；而不主张合并应用 $L\text{-}T_4$ 同时增加 ATD 的剂量。如果 ATD 治疗效果不佳，或对 ATD 过敏，或者甲状腺肿大明显，需要大剂量 ATD 才能控制甲亢时可以考虑手术治疗。手术时机一般选择在妊娠 4～6 个月；不适宜在妊娠早期和晚期行手术治疗，因为容易引起流产。β 受体阻滞剂如普萘洛尔与自发性流产有关，还可能引起胎儿宫内生长迟缓、产程延长、新生儿心动过缓等并发症，故应慎用或不用。

5.哺乳期的 ATD 治疗

近 20 年的研究表明,哺乳期 ATD 的应用对于后代是安全的,哺乳期使用 PTU 150 mg/d 或 MM 10 mg/d 对婴儿脑发育没有明显影响,但是应当监测婴儿的甲状腺功能;哺乳期应用 ATD 进行治疗的母亲,其后代未发现有粒细胞减少、肝功能损害等并发症。MM 的乳汁排泌量是 PTU 的 7 倍,所以哺乳期治疗甲亢,PTU 应当作为首选。

6.妊娠期和哺乳期妇女禁用 $^{131}$I 治疗甲亢

育龄妇女在行 $^{131}$I 治疗前一定要确定未孕。如果选择 $^{131}$I 治疗,治疗后的 6 个月内应当避免怀孕。

**(七)新生儿甲亢**

本病的患病率为 1‰～2‰。一项 230 例 Graves 病妊娠报告,新生儿甲亢的发生率是 5.6%。Graves 病母亲的 TSAb 可以通过胎盘到达胎儿,引起新生儿甲亢。TRAb 的滴度超过 30% 或 TSAb 明显升高时容易发生本病。有的母亲其甲亢已经得到控制,但是由于血循环中 TSAb 存在,依然可以引起新生儿甲亢。妊娠 25～30 周时胎儿的胎音＞160 次/分提示本病。新生儿甲亢一般在出生后数天发作。表现为易激惹,皮肤潮红,高血压,体重增加缓慢,甲状腺肿大,突眼,心动过速,黄疸,心力衰竭。诊断依赖新生儿血清 $TT_4$、$FT_4$、$TT_3$ 的增高。新生儿甲亢呈一过性,随着抗体消失,疾病自发性缓解,临床病程一般在 3～12 周。

新生儿甲亢一经诊断,需要用 ATD 治疗,目的是尽快降低新生儿循环血内的甲状腺激素浓度。PTU 5～10 mg/(kg·d);或 MM 0.5～1.0 mg/(kg·d)。如心率过快,可应用普萘洛尔 1～2 mg/d,减慢心率和缓解症状。根据病情调整 ATD 剂量。

**(八)胫前黏液性水肿**

在甲亢中不多见。少数甲亢患者在双胫骨前出现皮肤增厚、变粗、水肿,可有大小不等的斑块或结节,与 Graves 病同属于自身免疫性疾病。随着应用抗甲状腺药物治疗控制甲亢,水肿可逐渐消失,仅少数可留有皮肤粗厚。

**(九)Graves 眼病(GO)**

患者出现突眼,眼部肿痛,畏光流泪,并可出现复视或斜视;严重者出现眼球活动受限,眼睑闭合不全,角膜外露可发生角膜溃疡。GO 可与甲亢同时发生,也可在甲亢之后,有的患者合并亚临床甲亢;仅有少数患者有突眼而甲状腺功能正常,称之为甲状腺功能正常的 GO。

### 十、甲亢的个体化治疗方案选择

#### (一)新发病的甲亢

对新发病者,要根据年龄、有无突眼,甲状腺肿大程度以及病情轻重来选择治疗方案。

**1.年轻的、未婚的轻中度甲亢患者**

初诊甲亢时,多采用口服抗甲状腺药物治疗。因为应用口服药物可以根据病情轻重变化及时调整剂量,使甲亢逐渐控制以至停药。治疗时间不太长者,一般不导致甲减。如果采用放射性[131]I治疗,甲亢可以治愈,但是如果剂量不当,有导致甲减的可能,以后需要长期补充甲状腺激素;在需要生育时还要考虑甲状腺激素补充的问题,并需要长期监测甲状腺功能。

口服 ATD 治疗时应防止服药时间过长而未调整剂量,发生甲状腺功能减退,使突眼及甲状腺肿加重。长程治疗对轻、中度患者的缓解率约为 60%;短程治疗的缓解率约为 40%。

**2.已婚、已育的甲亢患者**

初诊甲亢时,根据患者的具体情况选择治疗方案。Graves 病患者,尤其是条件受限制,不能经常到医院复诊及检查者,或不能坚持长期服药及监测甲状腺功能等指标者,非桥本甲亢、无重症浸润性突眼、无碘过敏者,可以选择放射性[131]I治疗。

病情中度或轻症者,可以选择应用口服抗甲状腺药物治疗,因为有些甲亢患者,尤其是桥本甲亢患者,用药短时间内甲状腺功能就恢复正常,如选择应用放射性[131]I治疗,可能在较小剂量时就可能出现甲减。开始可服用 MTU 或 PTU 6 片/天,待症状减轻后逐渐减量。伴有明显突眼的患者,初始治疗宜先选用口服抗甲状腺药物,经用药物突眼有所减轻,如不能坚持长期服药,或有抗甲状腺药物所致白细胞计数减少或肝功能损害者,可以再选择放射性[131]I治疗。甲状腺明显肿大有压迫症状、或有甲状腺高功能腺瘤、或有甲状腺结节伴甲亢者,可以在应用抗甲状腺药物治疗控制甲亢后行手术治疗。

**3.重症甲亢患者**

需要先应用抗甲状腺药物控制甲亢的病情,待病情缓解后可以继续口服药物治疗,也可以根据病情选择放射性[131]I治疗。口服药宜选择 PTU,因其药物起效快,控制症状作用明显。剂量为每天 8～12 片,个别重症或甲状腺危象前期患者初始药物剂量可达每天 12～15 片。

4.桥本甲亢患者

桥本甲亢表现为甲状腺质地韧,血中 TgA、TPOAb 可明显升高。初发甲亢时血甲状腺激素水平也可明显升高,但是应用 ATD 治疗后,在较短时间(如 1～3 个月)甲状腺功能可逐渐恢复正常,有的甚至出现甲减,所以初治时以选择 ATD 口服为宜,尽量在初治时不首选放射性$^{131}$I 治疗,防止出现永久性甲减。在应用 ATD 期间,应严密监测病情及甲状腺功能,以及时调整药物剂量,防止用药过量。

### (二)甲亢复发

对于应用口服 ATD 或放射性$^{131}$I 或手术治疗后甲亢复发的患者,应根据复发时病情的轻重及患者目前的状况选择治疗方案。

1.应用口服抗甲状腺药物治疗后甲亢复发者

多为 Graves 病患者。经过系统、足够疗程治疗后又复发、无严重突眼者,可以考虑应用放射性$^{131}$I 治疗;如果未实行系统治疗、治疗不规律者,桥本甲亢可以继续应用口服药治疗。Graves 病无严重突眼者,建议应用放射性$^{131}$I 治疗;伴有严重突眼者,建议继续应用口服药治疗。甲状腺肿大明显的复发甲亢,在应用抗甲状腺药物治疗、甲亢控制后,可以考虑手术治疗;或直接应用放射性$^{131}$I 治疗。

2.应用放射性$^{131}$I 治疗后甲亢复发者

应用过 1 次放射性$^{131}$I 治疗后甲亢复发者,说明当时放射性$^{131}$I 的量偏小一些,放射性$^{131}$I 治疗后甲亢复发,最好不要急于进行第 2 次放射性$^{131}$I 治疗,因为两次的放射性$^{131}$I 的量累积可以导致甲减,应先用口服药物治疗。根据治疗所需的药物剂量和疗程,可以判断出病情的轻重,以及是否需要进行第 2 次放射性$^{131}$I治疗。有些患者甲亢复发应用很短时间的抗甲状腺药物治疗,甲状腺功能即可恢复正常,这种患者如果应用第 2 次放射性$^{131}$I 治疗,势必导致甲减的发生;而有些患者应用口服药病情仍有波动,且在短时间内不能减量,治疗疗程长,有的停药后又复发,这些患者可以做第 2 次放射性$^{131}$I 治疗。

3.甲亢经手术治疗后复发者

初诊甲亢经手术治疗后甲亢复发者,多数为 Graves 病患者,宜先给予口服抗甲状腺药物治疗,大部分患者的甲亢可以控制并逐渐治愈,因为手术后甲状腺的总体积减小,多数患者复发后呈现轻度甲亢,较少出现重症甲亢,在应用药物治疗后即可控制病情。部分患者的病情重,应用口服药物甲亢难以控制,或出现甲状腺结节(经诊断无癌变征象),如无禁忌证,需应用放射性$^{131}$I 治疗,尽量争取既控制甲亢、又不引起甲减的效果。

4.应用口服抗甲状腺药物甲亢反复复发者

此类患者并不少见。多数因为长年服药不能坚持,时服时停,病程长了缺乏对疾病的重视,导致甲亢多年不愈。对于这些患者,无严重突眼者、无放射性[131]I治疗禁忌证者,应选择放射性[131]I治疗,控制甲亢,防止多年甲亢所致的并发症发生,如甲亢性心脏病、严重突眼等。如甲状腺明显肿大有压迫症状者,可以先应用抗甲状腺药物治疗,然后行手术治疗。

# 第二节　甲状腺功能减退症

甲状腺功能减退症(简称甲减)是指由于不同原因引起的甲状腺激素合成、分泌或生物效应不足所致的机体代谢减低的综合征。各种年龄均可发生,以女性居多。按起病年龄分 3 型,起病于胎儿或新生儿者,称呆小病;起病于儿童者,称幼年型甲减;起病于成年者,称成年型甲减。病情严重时均可出现黏液性水肿,引发昏迷者称黏液水肿昏迷。

甲减可以发生在各个年龄,从刚出生的新生儿至老年人都可发生甲减,以老年为多见。随着诊断技术的发展和普及,在大多数的医院都可测得甲状腺激素,近年来甲减的检出率明显升高,使大部分的患者能早期得到诊断和治疗,避免了甲减重症病例的出现。在非缺碘地区,甲减患病率 0.3%～1.0%,60 岁以上可达 2%,新生儿甲减患病率 1∶3 000～1∶7 000。甲减在男女都可发病,但女性多见,男女比例为 1∶(4～5),临床甲减的患病率男性约为 0.1%,女性约为 1.9%。而亚临床甲减的患病率增高,男性约为 2.7%,女性约为 7.1%。

## 一、病因及发病机制

引起甲减的原因很多,不同原因引起的甲减因地域和环境因素(饮食中碘含量,致甲状腺肿物质,遗传及年龄等)不同而有差别。

### (一)原发性(甲状腺性)甲减

原发性甲减较多见,约占甲减的 96%,是由甲状腺本身的病变所引起,常见病因有以下几种。

**1.慢性淋巴细胞性甲状腺炎**

慢性淋巴细胞性甲状腺炎又称桥本甲状腺炎、桥本病,是引起甲减的常见原因,占原发性甲减的大多数。由于甲状腺呈慢性自身免疫性甲状腺炎,随着病情进展,甲状腺滤泡的功能逐渐减退,导致甲减。

**2.甲亢治疗后甲减**

甲亢长期应用抗甲状腺药物治疗,抑制了甲状腺的功能,部分患者在甲亢治愈后逐渐出现甲减。

**3.甲亢应用放射性碘治疗**

甲亢行放射性碘治疗,最常见的并发症就是甲减,尤其是桥本甲亢患者应用放射性碘治疗,甲减的发生率更高。放射性碘破坏了甲状腺组织,使甲状腺的储备功能减低,随着应用放射性碘治疗后每年甲减的发生率在递增。

**4.甲状腺手术**

由于甲状腺结节、腺瘤或甲状腺癌行甲状腺手术治疗后,部分患者发生甲减,尤其是甲状腺癌的患者,甲状腺手术将大部分,甚至全部切除,术后需终身服用甲状腺素替代治疗。

**5.颈部经放射线照射后**

由于某些肿瘤如淋巴瘤行颈部放射线外照射治疗后,造成甲状腺滤泡的破坏,也可发生甲减。

**6.甲状腺肿**

患者地方性甲状腺肿发病有地域性、人群聚集性,有流行病学特征,人们的食物中含碘量低,每天摄碘量<25 μg,呈地方性碘缺乏,并常有家族性。甲状腺肿大明显,甲状腺功能多减退。散发性甲状腺肿可由于甲状腺发育不全或缺如所致;自身免疫性疾病或服用过量抗甲状腺药物所致;也可因甲状腺激素合成酶系异常,引起甲状腺摄碘功能障碍、酪氨酸碘化和碘化酪氨酸耦联缺陷或甲状腺球蛋白合成和水解异常等所致。少数高碘地区也可发生甲状腺肿和甲减,据统计,每天摄入碘化物超过6 mg者易发生。

**7.药物诱发**

某些药物如锂盐、硫脲类、磺胺类、对氨基水杨酸钠、过氯酸盐、硫氰酸盐等可诱发甲减。

**8.甲状腺先天发育异常**

多有家族倾向;甲状腺激素合成障碍是常染色体隐性遗传,占先天性甲减的25%~30%。

9.产后甲状腺炎或无痛性甲状腺炎

产后出现甲状腺部位疼痛,甲状腺滤泡破坏,导致甲减。

10.致甲状腺肿物质

如含单价阴离子($SCN^-$、$ClO_4^-$、$NO_3^-$)的盐类和含 SCN 前体的食物可抑制甲状腺摄碘,引起甲状腺肿和甲减。长期大量食用某些白菜、芜菁、甘蓝、木薯等也可致甲状腺肿大。

11.激素合成障碍性甲减

分为:①甲状腺球蛋白合成和分解异常;②甲状腺浓聚碘功能障碍;③甲状腺碘有机化障碍;④碘化酪氨酸脱碘酶缺乏;⑤碘化酪氨酸耦联缺陷。

12.甲状腺癌破坏甲状腺组织

导致甲状腺功能障碍。

**(二)继发性(垂体性)甲减**

继发性甲减较少见,是由垂体疾病使 TSH 分泌减少所致。

1.垂体肿瘤

成人的病因多由于垂体部位的肿瘤较大,压迫了分泌 TSH 的细胞,使 TSH 分泌受阻,引起垂体性甲减。儿童的病因多源于颅咽管瘤。

2.垂体手术或放射治疗后

垂体瘤经手术切除或放射治疗后,可引起垂体功能减退,不仅有甲减,还会导致促性腺激素、促肾上腺皮质激素分泌减少,导致腺垂体功能减退。

3.席汉综合征

席汉综合征是由一百多年前席汉发现的一种临床综合征。多由于孕妇产后发生大出血,休克时间过长,易引起供应垂体血供的血管发生血栓,使垂体细胞缺血、缺氧,最终导致腺垂体发生坏死,出现腺垂体功能减退,垂体分泌促性腺激素、TSH、促肾上腺皮质激素均降低,出现各靶腺功能减退。

4.垂体卒中

垂体卒中是垂体肿瘤突发瘤内出血、梗死、坏死,致瘤体膨大引起的急性神经内分泌病变称垂体卒中。垂体腺瘤为垂体卒中最常见的原因,在垂体腺瘤基础上出现的垂体卒中多起病急骤,常有头痛、呕吐、视野缺损、眼运动神经麻痹、蝶鞍扩大等表现,可称为垂体腺瘤急性出血综合征。垂体卒中压迫垂体组织细胞,可引起腺垂体功能减退。

**(三)三发性(下丘脑性)甲减**

三发性甲减罕见,由于下丘脑产生 TRH 的减少,使垂体 TSH 的分泌减少而引起甲减,如鞍上肿瘤及先天性 TRH 缺乏等。

### (四)甲状腺激素抵抗综合征

核受体缺乏、$T_3$ 或 $T_4$ 受体的结合障碍以及受体后缺陷等,可使甲状腺激素在外周组织实现生物效应障碍引起甲减。

### (五)TSH 不敏感综合征

由于甲状腺对 TSH 有抵抗所致,常呈家族发病倾向,部分与遗传有关,为常染色体隐性遗传病。可能是由于 TSH 受体基因突变或 TSH 信息传递中 cAMP 生成障碍所致。

### (六)甲状腺激素不敏感综合征

呈常染色体显性或隐性遗传,有家族发病倾向。

## 二、病理

### (一)甲状腺

由于病因的不同,甲状腺体积可以缩小或肿大。

甲状腺萎缩性病变多见于慢性淋巴细胞性甲状腺炎,早期甲状腺腺体内有大量淋巴细胞、浆细胞浸润;久之甲状腺滤泡及胶质可见部分或全部消失,出现致密透明样的纤维组织。呆小病者的甲状腺多半呈萎缩性病变,甲状腺发育不全或缺如。伴甲状腺肿者,在早期可见滤泡细胞增生、肥大,胶质减少或消失;久病者甲状腺肿呈现结节状,镜下见滤泡充满胶质,滤泡上皮细胞呈扁平状。

### (二)垂体

原发性甲减时腺垂体增大,甚至呈结节状增生,这是由于甲状腺激素分泌减少以后反馈至腺垂体,使之过多地分泌 TSH 所致。垂体性甲减患者的垂体萎缩,或有肉芽肿等病变。

### (三)黏液性水肿

含透明质酸、黏蛋白、黏多糖的液体在组织内浸润。在皮下浸润致使皮肤肿胀、表皮萎缩、角化;肌纤维的浸润引起骨骼肌及心肌退行性变,以致坏死;全身的组织细胞核酸与蛋白质合成、代谢及酶系统的活力均减弱,浆膜腔积液;脑细胞可萎缩,呈退行性变。

## 三、临床表现

按发病年龄可分为呆小病、幼年型甲减、成人甲减;严重的甲减可出现黏液性水肿或昏迷。

## (一)呆小病

发生在胎儿期或出生2个月内的甲减称为呆小病或称克汀病。呆小病分为地方性和散发性两种。地方性呆小病是由于地方性碘缺乏,母体摄入碘不足,造成胎儿严重甲状腺功能低减,损害胎儿的神经系统发育和听力,出生后表现痴呆和聋哑为主,造成不可逆的神经系统损害,临床上多见到的是散发性呆小病。

患儿出生后表现少动作、嗜睡、主动吃奶差,很少啼哭;新生儿黄疸期长,便秘,对外界刺激反应差。随着时间的延长,患儿头面部表现为头大、头发稀疏、眼睑水肿、面色黄而虚肿、唇厚、舌大、流涎、表情淡漠、傻笑或痴呆。皮肤干燥而粗厚,皮温低。前囟闭合晚,出牙迟,牙齿发育不良。智力低下,反应差,伴有听觉和语言障碍,下肢呈痉挛步态,心脏扩大,心音低钝,血压低等。

## (二)幼年型甲减

幼年型甲减是指在幼年时期(儿童时期)发生的甲减,除了有代谢低减的表现外,主要影响儿童的生长发育。在儿童时期发病早者表现为生长发育迟缓、智力低下、活动少、便秘等症状;发病较晚者的症状常不典型,多数以甲状腺肿大来就诊。

## (三)成人甲减

甲减发生在成人期,临床以代谢减低为主要表现,是临床最为常见的甲减。

1.代谢减慢的表现

典型的表现为怕冷,乏力,少汗,表情淡漠皮肤苍白、发凉;颜面水肿、唇厚舌大、声音粗,食欲缺乏,大便干燥,反而体重增加。皮肤干燥、粗厚有脱屑,有下肢水肿。甲状腺可有肿大或萎缩。

2.神经精神系统

患者出现反应迟钝,记忆力减退,反应慢,抑郁,嗜睡;重者伴痴呆、幻想、木僵、昏睡等。

3.呼吸循环系统

患者出现心率慢,心音低,血压偏低,病情较重者常觉胸闷、气短,有心脏扩大,心动过缓,低血压;有时伴有心包、胸腔甚或腹腔等多浆膜腔积液。部分患者出现睡眠呼吸暂停,甚至呼吸衰竭,是导致甲减患者死亡的主要原因。

4.消化系统

甲状腺激素缺乏使食欲减退,胃酸分泌减少,肠蠕动减弱,出现顽固性便秘,甚可出现麻痹性肠梗阻。

5.性功能

女患者可有月经量过多,经期延长,不易怀孕,泌乳和多毛;男性出现阳痿,性功能减退。

6.肌肉与关节

主要表现为肌软弱无力,并可出现肌萎缩。腱反射减弱,关节活动度减小。跟腱反射的半弛缓时间延长对本病有诊断价值。

7.血液系统

由于甲状腺激素不足,影响红细胞生成素合成,骨髓造血功能减低,可致轻、中度的贫血,多数为正常细胞型正常色素性贫血。

**(四)亚临床型甲减**

此症患者既无明显的甲减症状,也缺少典型的甲减体征,其血中的甲状腺激素也在正常范围,仅血中 TSH 水平高于正常。亚临床甲减常见的原因有慢性淋巴细胞性甲状腺炎、放射性碘及手术治疗后的 Graves 病、甲减时不适当的替代治疗、碳酸锂治疗、碘及含碘药物及颈部的外照射等。

**四、实验室检查**

**(一)血清 TSH 测定**

血清 TSH 升高是原发性甲减的早期表现,是诊断的敏感指标。如仅有 TSH 升高而 $TT_3$、$TT_4$ 正常时,常为亚临床型甲减。下丘脑、垂体性甲减 TSH 正常或低于正常。

**(二)血清甲状腺激素测定**

血清 $TT_3$、$TT_4$、$FT_3$、$FT_4$ 降低,$TT_4$、$FT_4$ 降低更明显为甲减的可靠诊断指标。$r\text{-}T_3$ 明显低于正常。

**(三)TRH 兴奋试验**

行 TRH 兴奋试验后,TSH 明显升高,提示原发性甲减。TSH 水平降低,提示继发性或三发性甲减。TSH 延迟升高(反复给予 TRH 后),往往提示下丘脑性甲减。

**(四)甲状腺抗体测定**

血甲状腺球蛋白抗体(TgAb)和甲状腺过氧化物酶抗体(TPOAb)是确定原发性甲减病因的重要指标,是诊断自身免疫性甲状腺炎(包括桥本甲状腺炎、萎

缩性甲状腺炎)的主要指标。一般认为 TPOAb 的意义较为肯定。当 TPOAb
>50 IU/mL 和 TgAb>50 IU/mL 者,临床甲减和亚临床甲减的发生率显著
增加。

### (五)血脂测定

血胆固醇、甘油三酯和 β-脂蛋白升高。

### (六)婴儿血或脐带血甲状腺功能测定

在地方性甲状腺肿流行地区,可采用测婴儿血或脐带血的 $FT_4$ 和 TSH,以
达到早期诊断先天性甲减的目的。

### (七)甲状腺 B 超

通过甲状腺 B 超检查,有助于明确甲减的原因,B 超可显示单纯性甲状腺
肿、结节性甲状腺肿、桥本甲状腺炎、甲状腺萎缩等征象。

### (八)影像学检查

可行颅骨 X 线、CT、MRI 检查,对下丘脑、垂体病变诊断有帮助。

### (九)血常规

可显示血红蛋白有不同程度的降低。

### 五、诊断和鉴别诊断

#### (一)诊断

典型的甲减患者,结合临床表现与常采用的实验室检查,一般不难做出诊
断,血清 TSH 和 $TT_4$、$FT_4$ 是诊断甲减的第一线指标。文献报道亚临床甲减的
发生率并不低,此症临床表现不明显,实验室检查仅见血中 TSH 升高。血中
TSH 测定,对于确定甲减的病变是由原发性或是继发性原因引起的是十分有意
义的,前者测定数值可明显高于正常,后者是降低的;而 TRH 兴奋试验则用于
进一步鉴别甲减继发于垂体或是由于下丘脑的疾病所致,下丘脑病变者在注射
TRH 后,TSH 较注射前明显升高。慢性淋巴性甲状腺炎是引起原发性甲减的
常见原因之一,对其中的大多数患者,进行血中抗甲状腺抗体测定,可得以诊断。

#### (二)鉴别诊断

##### 1.中枢性甲减与原发性甲减鉴别

根据基础 TSH 水平即可鉴别。中枢性甲减时 TSH 降低,而原发性甲减时
TSH 升高。当中枢性甲减表现为 TSH 正常或轻度升高时,需要做 TRH 兴奋试

验鉴别。

2.贫血

贫血可由各种原因所引起。由血液系统疾病引起者如再生障碍性贫血表现为三系减少;缺铁性贫血具有一定的病因,表现为小细胞低色素性贫血。而甲减引起的贫血仅有血红蛋白降低,而无粒细胞、血小板计数的减少,同时还有甲减的表现可鉴别。

3.慢性肾炎

表现为蛋白尿,尿中可有颗粒管型,伴有高血压、肾性贫血,水肿呈凹陷性,由低蛋白血症所致。而甲减一般无蛋白尿及高血压,呈黏液性水肿。

4.肥胖症

多有肥胖、高血压、糖尿病等家族遗传史,呈单纯性肥胖,而无水肿及贫血等表现。

5.特发性水肿

无明显病因可寻,水肿但不伴有高血压、贫血、蛋白尿等表现,查血浆蛋白、甲状腺功能均正常。

## 六、治疗

应根据引起甲减的病因,进行相应的处理。甲状腺制剂的长期替代是本病主要和有效的治疗方法,常用的制剂如下。

### (一)左甲状腺素钠片($L$-$T_4$)

作用较慢且持久。由于起效时间较缓慢,患者容易耐受,剂量易于掌握,是治疗甲减较理想的制剂,目前已是本病的主要替代治疗药物。治疗的剂量取决于患者的病情、年龄、体重和个体差异。一般开始可从每天 $25\sim50$ $\mu g$ 口服,以后根据病情逐渐调整剂量至生理需要量,一般为 $50\sim150$ $\mu g/d$。婴儿及儿童可根据体重计算每天所需的完全替代剂量:6 个月以内 $6\sim8$ $\mu g/kg$;6~12 个月 $6$ $\mu g/kg$;1~5 岁 $5$ $\mu g/kg$;6~12 岁 $4$ $\mu g/kg$。开始时应用完全替代量的 $1/3\sim1/2$,以后根据甲状腺功能及病情逐渐加至机体所需用的合适剂量。老年患者需要适当减少剂量,从每天 $12.5\sim25$ $\mu g$ 开始应用,逐渐加至生理需要量。妊娠时适当增加剂量 $20\%\sim30\%$。甲状腺癌术后患者每天的需要量为 $2\sim2.2$ $\mu g/kg$,以达到甲状腺激素水平正常,抑制 TSH,防止肿瘤复发。

### (二)甲状腺片

甲状腺片是由家畜甲状腺的干燥粉末加工而成,其中含有 $T_4$ 为 $T_3$ 的 2.5 倍

(猪)或 4 倍(牛),价格便宜。因其甲状腺激素含量不稳定和 $T_4$ 含量偏少,$T_3$ 含量偏多,目前较少应用。在无 $L$-$T_4$ 的偏远地区,可应用甲状腺片,一般每天从 10～20 mg 开始应用,根据甲状腺功能调整剂量至生理需要量,维持量一般在每天 40～120 mg。对已有心脏病的老年患者,从小剂量开始应用,逐渐加至生理需要量。

### (三)三碘甲腺原氨酸(甲碘胺)

作用出现快,且药效维持时间较短,适用于黏液性水肿昏迷患者的抢救。成人开始时每天 10～20 μg,分 2～3 次口服,逐渐增加剂量,维持量每天 25～50 μg。儿童体重在 7 kg 以下者,开始时每天2.5 μg;7 kg 以上者,每天 5 μg;维持量每天 15～20 μg,分 2～3 次口服。

除了抗甲状腺药及甲状腺部分切除术后引起的暂时性的甲减,其他原因导致的甲减,应长期服用甲状腺制剂。在治疗中可根据患者的症状、体征及血中 TSH、$T_3$ 及 $T_4$ 的结果,来调整药物的剂量。当有妊娠或遇有应激情况时,不可停药。因为寒冷刺激可以增加 TSH 的分泌,进而促使甲状腺分泌甲状腺激素增多,以适应环境的改变,所以在气候寒冷时适当增加药量。甲减患者对镇静安眠药较敏感,应慎用。

### 七、甲减的特殊类型

### (一)甲减性心脏病

甲减性心脏病是指甲减患者伴有心肌改变或心包积液,或者两者并存,临床上见有心脏扩大、心排血量减少及心电图示肢体导联低电压等。

1.诊断依据

(1)有甲减的临床症状和体征,部分患者出现心绞痛或心功能不全。实验室检查符合甲减。

(2)70%～80%甲减患者有心电图的改变,包括心动过缓、肢体导联低电压、PR 间期延长、T 波平坦或倒置等。

(3)X 线检查示心脏有不同程度的扩大,可能是心肌有黏液性水肿和/或心包有积液所致。

(4)超声心动图可示心包积液。收缩时间间期(STI)测定显示心率减慢及心排血量减少,且心排血量及心肌耗氧量下降。STI 与甲状腺激素水平明显相关。

(5)心内膜心肌活检对了解心内膜心肌的病变及病变的程度有意义。

2.治疗

甲减患者易有高血压及冠心病,故降低血压及治疗高脂血症是有益的。如伴有心包积液,应尽早用甲状腺激素;有心绞痛者,可用硝酸甘油、长效硝酸酯类及 β 受体阻滞剂。如同时存在冠心病,甲状腺激素的应用必须谨慎,甲状腺片从每天 10 mg 开始,缓慢增加剂量,必要时应进行心电监护。$L$-$T_4$ 起效慢,更适合于对此种患者的治疗,每天 12.5～50 μg,根据病情决定用量。为缓解症状,防止心脏压塞,有时对大量心包积液的患者,可行心包穿刺。当甲状腺功能恢复正常、心包积液仍不消退,或出现心脏压塞,必要时考虑心包切开手术。若合并心力衰竭,应用洋地黄治疗应慎重,因甲减时洋地黄分解代谢缓慢,且心脏对洋地黄的耐受性差,极易蓄积中毒。

**(二)黏液性水肿昏迷**

黏液性水肿昏迷又称甲减性昏迷,是甲减未能及时诊治,病情发展的晚期阶段。其特点除有严重的甲减表现以外,尚有低体温、昏迷,有时发生休克。本病常发生于老年女性患者。不论甲减是由哪一种病因引起的,凡是甲减的病情发展到末期,均可以导致黏液性水肿昏迷的发生。

1.发病诱因

黏液性水肿昏迷以老年患者居多,其发病年龄可为 10～90 岁,多在 61～70 岁。男女比例为 1：3.5。绝大多数患者昏迷发生在寒冷季节,肺部感染及心力衰竭为主要诱发因素。肺部感染也可以是昏迷后的并发症。镇静药、安眠药、麻醉剂等可诱发昏迷。一些代谢紊乱也是本症的诱发因素。黏液性水肿昏迷的诱发因素包括低温、胃肠道出血、感染(如肺部感染)、外伤、充血性心力衰竭、手术、药物、脑血管意外、镇静剂使用、安眠药、碳酸锂、胺碘酮及麻醉剂等药物使用、代谢障碍及电解质紊乱如低钠血症、高碳酸血症、酸中毒和低血糖等。

2.临床表现

患者可表现为昏迷,或先为嗜睡,以后短时间内逐渐发展为昏迷。前驱症状主要有对寒冷不能耐受及疲乏。通常发病前的数月已感疲乏及嗜睡,有的患者一天的睡眠时间可长达 20 小时以上,以至于进餐也受到影响。有些患者以便秘、听力减退或感觉异常为主诉。本病常有典型的甲减临床表现,黏液性水肿时患者水肿明显,反应差,神志清或恍惚,食欲缺乏,大便干燥,腹胀,有的出现不完全性肠梗阻。查体示血压低,体温低,皮肤干而粗糙,眼睑和面部水肿,眼裂变小,舌肥大,说话吐字不清。多数患者的甲状腺无明显肿大。心动过缓,心音低钝。伴有心功能不全者肺底可有湿啰音,双下肢水肿明显。约 30% 的患者有心脏增大或心包积液、心动过缓、心音低钝,心律不齐,严重时出现室性心动过速。部分患者有胸腔积液,腱反射明显迟钝。

低体温是黏液性水肿昏迷的标志和特点,发生率约占 80%,不少患者体温低至 27 ℃以下,这种体温提示已达疾病末期,病情难以恢复。约有 20%患者的体温可以正常或高于正常。本症患者虽体温低,但不伴有战栗。多数患者昏迷时血压较低,约半数患者低于 13.3/8.0 kPa(100/60 mmHg),可接近休克时水平,但也有 30%患者不低于 16.0/10.7 kPa(120/80 mmHg)。有些患者先有脑部症状,如智能低下、健忘、情绪变化、嗜睡、手不灵活、共济失调步态、轮替动作不能。有的有精神障碍,如幻觉、妄想及定向障碍,部分患者于昏迷开始时有癫痫大发作。肠道症状除有常见的便秘、腹胀以外,也可发生麻痹性肠梗阻及腹水。严重病例可发生休克、昏迷、严重的低氧血症、呼吸暂停等,不及时抢救可导致患者死亡。

3.实验室检查

(1)甲状腺功能检查:血中甲状腺激素水平明显减低,严重者血中 $TT_4$、$FT_4$ 及 $TT_3$ 可降至零。

(2)其他血液检查:多数患者有明显贫血,查血色素降低。血钠、血氯正常或减低,血钾正常或升高。血糖大多数正常,少数病例降低,个别升高。血气分析可显示低氧血症、高碳酸血症及呼吸性或混合性酸中毒,$CO_2$结合力约在 1/3 患者升高。胆固醇常常升高,有 1/3 正常或降低。血尿素氮、肌酸磷酸激酶均可升高。血清乳酸脱氢酶也可增高。偶尔出现高血钙,其原因不明。

(3)心电图示心动过缓,各导联 QRS 波示低电压,QT 间期延长,T 波平坦或倒置。

(4)胸部 X 线检查可见心包积液引起的心影增大、胸腔积液。

(5)腹部 B 超检查可见腹水。

(6)脑电图示 α 波波率减慢,波幅普遍降低。

(7)脑脊液示蛋白质多异常升高,可高至 3 g/L,压力偶可增高,可高达 53.3 kPa(400 mmHg)。

4.诊断和鉴别诊断

(1)诊断:多数患者有长期甲减史,并有典型的甲减体征及发生黏液性水肿昏迷的诱因。但有些患者,由于起病缓慢,症状、体征不明显,不能确诊。凡是患者有低体温,临床存在不能解释的嗜睡、昏迷,应想到黏液性水肿昏迷的可能,尤其是在老年女性患者。如发现患者的颈前有手术切口痕,并有心动过缓、通气低下、皮肤粗糙、黏液水肿面容、舌大、低血压、反射迟缓以及心电图示低电压等,都是诊断本症的重要参考资料。对疑诊病例,应做血 $T_3$、$T_4$、$FT_3$、$FT_4$ 及 TSH 检查。

(2)鉴别诊断:典型病例诊断并不困难,但对不典型的病例,急诊条件下常难证实。临床上本病易与其他系统疾病混淆,特别是一些循环、消化、神经系统疾病及其他常见的昏迷原因如脑血管意外、低血糖昏迷、代谢性脑病等,应尽快排除,便于治疗。一些全身性疾病引起的甲状腺激素减低综合征,在与本病鉴别时也需考虑。

5.治疗

当排除了产生昏迷的其他原因,临床确立诊断以后,应当尽早开始治疗。治疗的目的是提高甲状腺激素水平及控制威胁生命的并发症。

(1)甲状腺激素替代治疗:目的是尽早使血中 $TT_4$、$TT_3$ 恢复正常。给药途径有口服和静脉给药。患者因肠道黏膜水肿,口服给药吸收不稳定,较满意的方法是静脉给药。静脉注入大剂量甲状腺素可以降低病死率。但此药有引起心律失常或心肌缺血等不良反应,如患者有冠状动脉硬化性心脏病,处理较困难,但这与危及生命的黏液性水肿昏迷相比,后者更加重要。有人主张用甲状腺素而不用三碘甲状腺原氨酸,其理由如下。①甲状腺素有静脉注射制剂;②其半寿期较长,每天给一次药即可;③甲状腺素在外周血中经脱碘作用,稳定的转化为三碘甲状腺原氨酸,血中浓度波动少;④甲状腺素容易监测。具体用法为开始静脉应用 $L\text{-}T_4$ 200~400 $\mu g$,此法可在 24 小时内使血中 $T_4$ 升至正常水平,第 2 天用 100 $\mu g$,第 3 天以后给予 50 $\mu g$,直至病情好转能够口服药物,可减为通常维持量。也有人主张开始静脉推注 $L\text{-}T_4$ 200~400 $\mu g$,同时或随后每 6~8 小时用三碘甲状腺原氨酸 10~25 $\mu g$。理由是此种患者的外周血中 $T_4$ 转换为 $T_3$ 的能力也减低,特别是当存在明显的并发症时,于几天内这种治疗均应加用少量 $T_3$。用甲状腺激素治疗时进行心电监护是必要的,如出现心律不齐或缺血性改变,需及时减少用量。

(2)糖皮质激素:原发性甲减者,肾上腺皮质储备功能差;垂体功能减退者,除可有甲减,也存在肾上腺皮质功能减退,需按照腺垂体功能减退的治疗补充肾上腺皮质激素及甲状腺激素。为避免肾上腺危象的发生,在用甲状腺激素的同时,应加用糖皮质激素如氢化可的松 100~2 00 mg 静脉滴注,以后视病情调整用量。

(3)一般疗法及支持疗法。①纠正低氧血症:黏液性水肿昏迷患者的换气能力降低,呼吸率下降,产生高碳酸血症及缺氧时,应行血气监护。如发生二氧化碳潴留,必须给氧。有时需气管切开、气管内插管或用人工呼吸器。②纠正心功能不全:有充血性心力衰竭时应用洋地黄制剂。③抗休克:如有低血压及休克,需用抗休克治疗及补液,必要时应予输血。④控制液体入量:甲减严重者,液体需要量较正常人少,如患者无发热,每天 500～1 000 mL 已足够。低血钠时应注意补充钠盐,减少液体量,如血钠很低时,可补充少量高渗盐水。但须注意,过多高渗盐水可引起心力衰竭。⑤纠正低血糖:开始用 50% 葡萄糖液,以后用 5%～10% 葡萄糖液静脉滴注。⑥防治感染:积极寻找感染灶,包括血、尿培养及胸片检查,对体温不高的患者,更要注意。不少患者对感染的反应差,体温常不升高,白细胞计数升高也不明显,为防止潜在感染灶的存在,常需加用抗菌药物。⑦治疗肠梗阻:因甲减时肠蠕动减慢,有些患者可出现不完全性肠梗阻,可插胃管,有时需做盲肠造口。⑧其他治疗及护理:低体温患者,仅用甲状腺激素替代治疗,体温可恢复正常。一般保暖只需盖上毛毯或被子或稍加升高室温即可。温度过高可使周围血管扩张,增加耗氧,易致循环衰竭,甚至死亡。有尿潴留者可放置导尿管引流。对黏液性水肿昏迷的患者需做好护理,保持呼吸道通畅,防止窒息。有呼吸暂停者,应加强观察,必要时行气管插管,呼吸机辅助呼吸。要定时翻身,保持皮肤清洁,防止压疮发生。

6.预后

最初 48 小时的救治对本病至关重要。呼吸衰竭是主要的死亡原因。过去本病死亡率高达 80%,目前已降至 50%～60%。许多因素如体温明显降低、昏迷时间延长、低血压、恶病质及未能识别和未及时处理等均会影响预后。实验室检查结果,对判断预后的价值不大。

7.黏液性水肿昏迷的预防

黏液性水肿昏迷一旦发生,死亡率较高;尤其在老年人,伴有高血压、冠心病、心肾功能不全的患者,其死亡率更高,所以关键在于预防。防止黏液性水肿昏迷发生的预防措施如下。

(1)出现乏力、心动过缓、怕冷、食欲缺乏、大便干燥、体重增加等表现时,应及时就诊,得到早期诊治。

(2)已经诊断为甲减的患者,应在专业医师指导下进行规律的有效治疗,以及时调整甲状腺激素的用量,尽早控制病情。

(3)永久性甲减患者应按时服药和随诊,不能随意停药,防止甲减病情加重,导致黏液性水肿昏迷的发生。

（4）甲减患者在发生感染、创伤、施行手术、应激等情况时,要及时监控甲减病情,根据病情程度调整甲状腺激素的用量,防止病情加重。

（5）在寒冷天气、室外作业、长途旅行等情况时,要注意甲状腺激素剂量的调整,防止药物剂量不足。

**（三）亚临床甲减**

根据各文献报道,亚临床甲减的患病率随年龄增长而增高,女性多见。亚临床甲减时多数无明显的临床症状和体征,有些妇女随增龄而体重逐渐增加,多不被患者所察觉,所以在中老年妇女定期测定甲状腺功能有助于亚临床甲减的早期发现。

1.亚临床甲减的危害

（1）血脂异常:主要表现为低密度脂蛋白胆固醇、血清总胆固醇升高、高密度脂蛋白胆固醇降低。亚临床甲减时血脂代谢异常,导致动脉硬化,是缺血性心脏病发生的危险因素。

（2）发展为临床甲减:英国 Whickham 前瞻性研究证实,单纯甲状腺自身抗体阳性、单纯亚临床甲减、甲状腺自身抗体阳性合并亚临床甲减每年发展为临床甲减的发生率分别为 2％、3％和 5％。

（3）妊娠期亚临床甲减:能影响胎儿的脑发育及神经智力发育。

2.亚临床甲减的自然转归

我国学者随访 100 例未接受甲状腺激素治疗的亚临床甲减患者 5 年,约29％的患者仍维持亚临床甲减状态;约 5％发展为临床甲减;其余 66％的患者甲状腺功能恢复正常。

3.亚临床甲减患者甲状腺功能不易恢复正常的影响因素

Logistic 回归分析显示,初访时 TSH＞6 mU/L,甲状腺自身抗体阳性,以及碘缺乏、补碘至碘超足量,是亚临床甲减患者甲状腺功能不易恢复正常的影响因素。

4.亚临床甲减的治疗

关于亚临床甲减的治疗有不同的认识,一直存在争论。2004 年,美国甲状腺学会（ATA）、美国临床内分泌医师学会（AACE）和美国内分泌学会（ASE）召开会议,达成以下共识:①TSH＞10 mU/L,主张给予 $L\text{-}T_4$ 替代治疗;治疗过程中监测 TSH 浓度,防止用药过量。②TSH 处于 4.0～10 mU/L,不主张给予 $L\text{-}T_4$ 治疗,但是要定期监测 TSH 的变化。对于 TSH 4.0～10 mU/L 伴 TPOAb阳性的患者,应密切观察 TSH 的变化,如继续升高,适合应用 $L\text{-}T_4$ 进行替代治疗。

**（四）妊娠与甲减**

妊娠妇女合并甲减,包括两种情况:①在妊娠前就已经确诊甲减;②在妊娠期间诊断了甲减。

**1.母体甲状腺激素水平降低对胎儿的影响**

临床甲减的患者生育能力降低;在妊娠早期存在甲减,对胎儿脑发育第一阶段有明显影响。在妊娠的 $4\sim5$ 个月内,胎儿的甲状腺功能尚未完全建立,胎儿的初期脑发育所需的甲状腺激素主要来源于母体,直接依赖于母体循环中的 $T_4$ 水平。如果此时母体的甲状腺激素缺乏,可以影响胎儿的脑发育,导致后代的智力发育障碍。美国学者发现,妊娠 17 周患甲减的母亲,未给予 $L$-$T_4$ 治疗组母亲的后代在 $7\sim9$ 岁时的智商(IQ)较正常对照组母亲的后代降低 7 分;而给予 $L$-$T_4$ 治疗组的后代的 IQ 与正常对照组后代无明显差别。

**2.妊娠期甲减的诊断及甲状腺功能评估**

(1)妊娠期甲减的诊断:妊娠期间由于受多种因素的影响,TSH 和甲状腺激素的参考范围与普通人群不同。一般认为在妊娠早期 TSH 参考范围应该低于非妊娠人群 $30\%\sim50\%$,目前国际上部分学者提出 2.5 mU/L 作为妊娠早期 TSH 正常范围的上限,超过这个上限可以诊断为妊娠期甲减。

(2)妊娠期甲状腺功能评估:由于妊娠期 $FT_4$ 波动较大,国际上推荐应用 $TT_4$ 评估孕妇的甲状腺功能。妊娠期间 $TT_4$ 浓度增加,大约为非妊娠时正常值的 1.5 倍。如妊娠期间 TSH 正常($0.3\sim2.5$ mU/L),仅 $TT_4$ 低于 100 nmol/L,可以诊断为低 $T_4$ 血症。

**3.治疗**

(1)妊娠前已诊断为甲减者,需要调整 $L$-$T_4$ 的量,使血清 TSH 在 2.5 mU/L 以下,再考虑怀孕。

(2)在妊娠期一旦诊断甲减,需立即进行 $L$-$T_4$ 治疗,使升高的 TSH 降低,维持在 $0.3\sim2.5$ mU/L 为宜。每 $2\sim4$ 周需测定一次甲状腺功能,以及时调整 $L$-$T_4$ 剂量,使甲状腺功能始终维持正常。

**4.对妊娠妇女甲减的筛查**

由于甲减对后代的不良影响,主张对可能患甲减的高危人群做妊娠前的筛查,测定甲状腺功能、TSH。甲减的高危人群包括有甲状腺疾病个人史和家族史者;有甲状腺肿大;有甲状腺手术和 [131]I 治疗史者;有自身免疫性疾病个人史和家族史者,如系统性红斑狼疮、1型糖尿病、类风湿关节炎等。美国临床内分泌医师学会主张对妊娠妇女进行TSH常规检查,以及时发现和治疗临床甲减和亚临床甲减。

**(五)新生儿甲减**

其发生率是1/4 000,主要原因有甲状腺发育不良、甲状腺激素合成异常、下丘脑-垂体性TSH缺乏、一过性甲减。一过性甲减的原因有药物性、高碘、母体甲状腺刺激阻断性抗体(TSBAb)通过胎盘,抑制胎儿的甲状腺功能。

1.新生儿甲减的筛查

我国对新生儿实行甲减的常规筛查制度,测定新生儿足跟血TSH(试纸法)是最可靠的筛查方法。新生儿足跟血TSH的正常值$<9.2$ mU/L,如果测定值偏高,需要进一步测定血清TSH及甲状腺激素。新生儿甲减的诊断标准:新生儿1~4周期间,TSH$>7$ mU/L,TT$_4<84$ nmol/L。采集标本时间应当在产后3~5天内。

2.治疗

宜早期诊断,早期治疗。应选用$L$-$T_4$,每天6~8 $\mu$g/kg。应用过程中监测甲状腺功能,使TT$_4$恢复正常。甲状腺激素水平维持正常一段时间后,TSH可逐渐降至正常。根据甲状腺功能情况决定患者维持用药的时间,一般需服药2~3年。但是如果是由于甲状腺发育异常所致者,则需要长期服药。

**八、甲减的个体化治疗方案**

甲减一旦诊断,需要应用甲状腺激素治疗。除了一过性甲减外,大部分甲减患者需要长期应用甲状腺激素替代治疗。仅应用甲状腺激素,看似比较简单,但是需要在治疗中找到每位患者合适的替代量,在不同的生理时期还需要调整剂量,以满足机体的需要。

**(一)甲状腺切除后所致的甲减**

因甲状腺肿瘤或结节或甲状腺癌行甲状腺大部分切除或全部切除者,甲状腺功能出现明显减低,在术后就需要应用甲状腺激素替代治疗,而且应用剂量较大,如$L$-$T_4$每天100~200 $\mu$g不等,要长期服用。

**(二)桥本病所致的甲减**

桥本病病程短者,甲状腺功能多在正常范围,开始一般不需要应用甲状腺激素。随着病情发展,逐渐出现TSH的升高,由亚临床甲减逐渐发展至临床甲减,所以甲状腺激素的量也是由小剂量开始应用,如 $L\text{-}T_4$ 每天 $25\sim50\ \mu g$,随着病程延长、甲状腺功能的下降,需要逐渐增加甲状腺激素的剂量。

### (三)呆小症、幼年型甲减

因自幼甲状腺功能就明显减退,所以初始治疗甲状腺激素的量就偏大,而且一直需要维持较大剂量的甲状腺激素替代治疗。

### (四)下丘脑-垂体性甲减

在有甲减的同时,还存在肾上腺皮质功能及性腺功能的减退,需要同时补充甲状腺激素及糖皮质激素,生育期患者还需要补充性激素。需要甲状腺激素的量多为中等剂量,如 $L\text{-}T_4$ 每天 $100\sim150\ \mu g$,要长期服用。

### (五)女性甲减患者需要妊娠时

当甲减的女性患者需要生育时,在妊娠前需应用甲状腺素替代治疗,使甲状腺激素的水平保持正常,以满足机体代谢的需要,甲状腺性甲减患者的 TSH 以保持在正常水平(TSH<2.5 mU/L)后再考虑妊娠。

### (六)根据季节变换及生理需要调整甲状腺激素的剂量

在天冷季节,人体的代谢减慢,对于甲减患者,有的则表现出原来服用甲状腺激素剂量的不足,需要适当增加小剂量;在各种应激状态时,甲减患者由于其甲状腺的储备功能差,有可能需要增加剂量。

### (七)应用放射性[131]I治疗后的甲减

如甲亢或甲状腺肿瘤应用放射性[131]I治疗后发生甲减,开始甲状腺素替代治疗的量不大,如 $L\text{-}T_4$ 每天 $25\sim50\ \mu g$;但是随着病程延长,甲状腺滤泡破坏,储备功能下降,甲状腺激素的治疗量有可能要随之逐渐增加,如 $L\text{-}T_4$ 每天 $100\sim150\ \mu g$。

# 第三节　急性甲状腺炎

急性甲状腺炎是甲状腺发生的急性化脓性感染,它是由细菌或真菌感染所致,细菌或真菌经血液循环、淋巴道或邻近化脓病变蔓延侵犯甲状腺引起急性化脓性炎症,使甲状腺组织发生变性、渗出、坏死、增生等炎症病理改变而导致的一系列临床病征。由于甲状腺血运极为丰富,淋巴回流良好,有完整的包膜,且甲状腺组织内碘浓度高,故其抗感染力强,因而受感染形成甲状腺炎的概率不高。

## 一、病因

常见的病原菌为金黄葡萄球菌、溶血性链球菌、肺炎链球菌、革兰阴性菌等。细菌可经血道、淋巴道、邻近组织器官感染蔓延或穿刺操作进入甲状腺。大部分病例继发于上呼吸道、口腔或颈部软组织化脓性感染的直接扩散,如急性咽炎、化脓性扁桃体炎等。少部分病例继发于败血症或颈部开放性创伤。营养不良的婴儿、糖尿病患者、身体虚弱的老人或免疫缺陷的患者易发。梨状窝瘘是引起儿童急性甲状腺炎的主要原因。Walfish 等报道 1 例癌性食管-甲状腺瘘并甲状腺需氧菌和厌氧菌混合感染的甲状腺炎。病毒感染非常罕见,但已有数例获得性免疫缺陷综合征患者患甲状腺巨细胞病毒感染的报道。

## 二、病理

### (一)肉眼所见

甲状腺呈弥漫性或局限性肿大,如发病前甲状腺正常,多呈弥漫型;如原有甲状腺腺瘤或结节,则多为局限型。炎症可累及单侧甲状腺或双侧甲状腺,有的仅限于峡部。炎症的后期可表现局部脓肿。

### (二)镜检

典型的急性甲状腺炎的组织学变化是在甲状腺内有大量中性粒细胞浸润及组织坏死,呈急性化脓性炎或非化脓性炎改变,化脓性炎常见微脓肿形成,甲状腺滤泡破坏,血管扩张充血,有时可见细菌菌落。

## 三、临床表现

急性甲状腺炎多见于中年女性。发病前 1~2 周多有咽痛、鼻塞、头痛、全身酸痛等上呼吸道感染史。

### (一)症状

突然发病,患者出现寒战高热、出汗及全身不适,甲状腺部位出现疼痛,疼痛可波及耳后、枕部,颈部后伸、吞咽时甲状腺疼痛加剧,疼痛可向两颊、两耳或枕部放射,若化脓则出现胀痛、跳痛。严重者可有声嘶、气促、吞咽困难等,并有邻近器官或组织感染的征象。

### (二)体征

体温可在 38~39 ℃或以上,急性病容,甲状腺肿大并出现局部肿块,局部皮肤发红、发热,甲状腺区有明显触痛,呈现红肿热痛的典型的炎症表现。成脓后局部可出现波动感。少数病例可发生搏动性肿物。患者可有心动过速等。

### (三)急性甲状腺炎的并发症

较为罕见。

**1.甲减**

腺体组织的坏死和脓肿形成可引起甲减。主要因感染导致腺体的破坏,临床可出现暂时性甲减。

**2.脓肿压迫症**

甲状腺脓肿压迫神经和气管,可出现声带麻痹、气管阻塞、局部交感神经功能紊乱等表现。

**3.感染局部蔓延**

甲状腺脓肿破裂向周围组织和器官(如前纵隔、气管及食管)穿破及扩散,可引致颈内静脉血栓形成和气管穿孔等。

**4.感染全身扩散**

感染经血路全身扩散,患者可并发肺炎、纵隔炎、心包炎、脓毒血症等。若延误治疗常可导致死亡。

**5.急性甲状腺炎复发**

在复发性急性甲状腺炎中,80%是因为持续存在梨状窦-甲状腺瘘,其中的92%发生在甲状腺左叶,6%发生在右叶,2%为双侧甲状腺发生。

## 四、相关辅助检查

### (一)实验室检查

**1.血常规**

外周血白细胞计数和中性粒细胞计数升高。

**2.血沉及 C-反应蛋白**

血沉加快;C-反应蛋白增高。

**3.甲状腺的功能检查**

细菌感染的急性甲状腺炎患者,其甲状腺的功能大都正常;但在真菌感染的病例中,甲状腺功能大多偏低,而分枝杆菌感染的甲状腺激素水平常偏高。

**4.细菌学检查**

甲状腺局部穿刺抽吸脓液进行细菌培养、革兰染色有助于确定感染细菌;做药物敏感试验有助于抗菌药物的选择。

### (二)甲状腺扫描

90％以上的细菌感染患者和78％的分枝杆菌感染的患者,可发现凉结节或冷结节。有甲状腺包块的部位呈放射性分布缺损。

### (三)甲状腺 B 超检查

可发现甲状腺单叶肿胀或脓肿形成。

### (四)影像学检查

#### 1.X 线检查

可了解气管偏移或受压情况,有时可发现甲状腺及甲状腺周围组织中由产气杆菌产生的游离气体。

#### 2.CT 或 MRI 检查

有助于纵隔脓肿的诊断。

## 五、治疗

对于急性甲状腺炎患者,由于有感染、高热、甲状腺局部的红肿热痛,治疗以控制感染为主,并给予甲状腺局部对症处理,补足液体和能量。

### (一)抗菌药物应用

在甲状腺局部穿刺脓液细菌培养及药敏试验未出结果前,宜选用广谱抗生素。通常针对链球菌和金黄色葡萄球菌感染选用抗生素。病情轻者可采用口服耐青霉素酶的抗生素,如氯唑西林、双氯西林或联合青霉素及 β-内酰胺酶抑制剂。但是大多数患者有高热及甲状腺局部的红肿热痛,症状较重,应采用静脉给药。常用青霉素类、第二代头孢菌素类;对青霉素过敏者,可选用大环内酯类药物或氯霉素,有效抗生素的使用至少持续 14 天。如果伴有血行感染,有败血症、脓毒血症时,宜联合两种抗菌药物应用,如针对革兰阳性菌和革兰阴性菌的抗生素如红霉素或阿奇霉素与第三代头孢菌素联用。对于病情重者,要结合细菌培养和药敏结果选择抗菌药物,以及时、有效地控制感染,防止炎症进一步发展和脓肿形成,防止病情恶化。

### (二)局部处理

早期宜用冷敷,晚期宜用热敷。有脓肿形成时应早期行切开引流;或行 B 型超声或 CT 检查,可发现局部脓肿,或发现游离气体时,需切开引流,以免脓肿破入气管、食管、纵隔内。如有广泛组织坏死、或持续不愈的感染时,应行甲状腺切除手术,清除坏死组织,敞开伤口。

### (三)营养支持疗法

对于感染性疾病有高热者,应补足液体量,输入葡萄糖盐水等液体。由于甲状腺部位的疼痛,可能影响患者的进食。根据患者每天的所需热量,如果通过进食不能达到的,可以经静脉补充能量。

### (四)甲状腺激素替代治疗

在严重、广泛的急性甲状腺炎,或组织坏死导致暂时性或长期性甲减时,应行甲状腺激素替代治疗。如 $L\text{-}T_4$ 每天 $25\sim50~\mu g$ 口服,根据甲状腺功能调整用量。

### 六、预后

本病的预后良好,可以自然缓解。一些患者在病情缓解后,数月内还可能再次或多次复发,反复发作虽不常见,而在临床上可能遇到,但最终甲状腺功能会正常。然而,甲状腺局部不适可持续存在几个月。通常,在病后数周或数月以后,大多数患者的甲状腺功能指标均恢复正常,而滤泡贮碘功能的恢复却很慢,可以长至临床完全缓解以后的 1 年以上。永久性甲减的发生率不到 10%,极少数病例可发展为慢性淋巴细胞性甲状腺炎或毒性弥漫性甲状腺肿。

# 第四节　亚急性甲状腺炎

亚急性甲状腺炎又称为亚急性肉芽肿性甲状腺炎、非感染性甲状腺炎、巨细胞甲状腺炎、移行性甲状腺炎等。本病 1904 年由 de Quervain 首先报告。可因季节或病毒流行而有人群发病的特点。本病呈自限性,是最常见的甲状腺疼痛疾病。

### 一、病因与发病机制

其病因尚未完全阐明,一般认为和病毒感染有关。本病多见于 HLA-BW35 的妇女。发病前 1～3 周患者常有上呼吸道感染史,发病常随季节变动、且具有一定的流行性。患者血中有病毒抗体存在(抗体的效价高度和病期相一致),最常见的是柯萨奇病毒抗体,其次是腺病毒抗体、流感病毒抗体、腮腺病毒抗体等。虽然已有报告,从亚急性甲状腺炎患者的甲状腺组织中分离出腮腺炎病毒,但亚急性甲状腺炎的原因是病毒的确实证据尚未找到。另外,中国人、日本人的亚急性甲状腺炎与 HLA-BW35 有关联,提示对病毒的易感性具有遗传因素,但也有患者与上述 HLA-BW35 无关。

有人认为本病属于自身免疫性疾病,因为有报道发现在 $35.1\%\sim42.0\%$ 的亚急性甲状腺炎患者血循环中存在直接针对 TSH 受体抗体及甲状腺过氧化物酶抗体(TPOAb)和甲状腺球蛋白抗体(TgAb),这些为多克隆抗体,很可能继发于病毒感染致甲状腺滤泡破坏后的抗原释放。

**二、病理改变**

甲状腺通常为双侧肿大,但是不对称,质地较实。切面仍可见到透明的胶质,其中有散在的灰色病灶。显微镜下见病变甲状腺腺泡为肉芽肿组织替代,其中有大量慢性炎症细胞、组织细胞和吞噬胶性颗粒的巨细胞形成,病变与结核结节相似,故有肉芽肿性或巨细胞性甲状腺炎之称。

肉眼观:甲状腺呈不均匀结节状轻-中度增大,质实,橡皮样。切面病变呈灰白或淡黄色,可见坏死或瘢痕,常与周围组织有粘连。

光镜下:病变呈灶性分布,范围大小不一,发展不一致,部分滤泡被破坏,胶质外溢,引起类似结核结节的肉芽肿形成,并有多量的中性粒细胞及不等量的嗜酸性粒细胞、淋巴细胞和浆细胞浸润,可形成微小脓肿,伴异物巨细胞反应,但无干酪样坏死。愈复期巨噬细胞消失,滤泡上皮细胞再生、间质纤维化、瘢痕形成。

**三、临床表现**

多见于中年妇女,发病有季节性,如夏季是其发病的高峰期。起病时患者常有上呼吸道感染的症状。典型者整个病期可分为早期伴甲亢,中期伴甲减及恢复期3期。

**(一)早期**

起病多急骤,有上呼吸道感染的前驱症状,呈发热,伴以怕冷、寒战、疲乏无力和食欲缺乏等。随之出现最为特征性的表现:甲状腺部位的疼痛和压痛。疼痛常向颌下、耳后或颈部等处放射,咀嚼和吞咽时疼痛加重。甲状腺病变范围不一,可先从一叶开始,以后扩大或转移到另一叶,或始终限于一叶。病变腺体肿大,坚硬,压痛显著。病变广泛时,泡内甲状腺激素及碘化蛋白质一时性大量释放入血,因而除感染的一般表现外,尚可伴有甲亢的常见表现,如心慌、多汗等,但通常不超过2周。

## (二)中期

当甲状腺腺泡的储备功能由于感染破坏而发生耗竭,甲状腺实质细胞尚未修复前,血清甲状腺激素浓度可降至甲减水平,临床上也可转变为甲减表现。本病临床上大部分患者不出现甲减期,经历甲亢期后,由过渡期直接进入恢复期。

## (三)恢复期

症状渐好转,甲状腺肿及结节渐消失,也有不少病例遗留小结节,以后缓慢吸收。如果治疗及时,患者大多可得到完全恢复,只有极少数变成永久性甲减。

在轻症或不典型病例中,患者无明显发热或有低热,甲状腺略增大,有轻微疼痛和压痛,全身症状轻微,临床上也未必有甲亢或甲减的表现。本病病程长短不一,可自数星期至半年以上,一般为 2～3 个月,故称亚急性甲状腺炎。病情缓解后,尚可能复发。

## 四、实验室及相关辅助检查

(1)血沉明显增快,血白细胞计数一般正常或轻中度增高。

(2)甲状腺功能:在亚急性甲状腺炎早期,血清 $TT_3$、$TT_4$、$FT_3$、$FT_4$ 可升高,TSH 降低;TgAb、TPOAb 部分患者可呈阳性。后期少数患者因甲状腺组织破坏,血清甲状腺激素水平可降低,TSH 升高。

(3)甲状腺摄[131]I 率明显降低,与早期血清甲状腺激素水平 增高呈现"分离"现象。甲状腺核素扫描示甲状腺显影不均匀或呈放射稀疏区,也可甲状腺不显影。

(4)彩色多普勒超声检查:在急性阶段,受累增大的甲状腺组织没有血运增加,超声示低回声区;而在恢复阶段,超声显示为伴轻微血运增加的等回声区。

(5)甲状腺细针穿刺和细胞学(FNAC)检查:可见特征性多核巨细胞或肉芽肿样改变。FNAC 检查不作为诊断本病的常规检查。

## 五、诊断与鉴别诊断

## (一)诊断

患者如有发热并伴有上呼吸道感染史,短期内出现甲状腺部位的疼痛,查体示甲状腺肿大,或伴单个或多个结节,触之坚硬而有显著压痛,临床上可初步拟诊为本病。实验室检查早期血沉增快,血白细胞计数正常或增高。血 $T_3$、$T_4$、$FT_3$、$FT_4$ 可增高,TSH 降低,而甲状腺摄[131]I 率可降至 10% 以下,甲状腺扫描甲状腺部位呈放射稀疏区或不显影,这一特征对诊断本病有重要意义。血甲状腺免疫球蛋白初期也可升高,其恢复正常也比甲状腺激素为晚。超声波检查在诊断和判断其活动期时是一个较好的检查方法。超声波显像压痛部位常呈低密度病灶。细胞穿刺或组织活检可证明巨核细胞的存在。

### (二)鉴别诊断

诊断亚急性甲状腺炎时需要与下列疾病相鉴别。

(1)甲状腺囊肿或腺瘤样结节急性出血:常见于用力活动后骤然出现甲状腺部位的疼痛,甲状腺在短时间内肿大,查体示甲状腺不均匀性肿大,局部有包块且有波动感,有的伴有压痛。查血沉正常,血象正常,甲状腺功能正常,甲状腺超声检查示包块内有液性暗区。

(2)慢性淋巴细胞性甲状腺炎:多数有多年甲状腺肿大的病史,甲状腺肿大,质地韧或偏硬,有橡皮样感,无压痛;病程长者呈结节样肿大。急性发病可伴有甲状腺疼痛及触痛。但腺体多是广泛受累,甲状腺功能正常或降低,血中 TgA、TMA 及 TPOAb 大多升高。病程长者可逐渐出现甲减。

(3)Graves 病:亚急性甲状腺炎伴有甲亢表现时,需要与 Graves 病相鉴别。Graves 病时甲状腺多呈弥漫性肿大,无压痛。甲状腺激素水平升高,甲状腺摄[131]I 率也升高。

(4)急性化脓性甲状腺炎可见到身体其他部位有脓毒病灶,甲状腺的邻近组织存在明显的感染反应,白细胞计数明显升高,并有发热反应。急性化脓性甲状腺炎的放射性碘摄取功能仍然存在。

### 六、治疗

亚急性甲状腺炎属于自限性疾病,预后良好。对本病无特殊治疗,主要治疗包括两方面:减轻局部症状和针对甲状腺功能异常。一般来说,大多数患者仅行对症处理即可。

(1)轻症病例不需特殊处理,可适当休息,应用非甾体抗炎药,如阿司匹林、吲哚美辛、布洛芬等,疗程一般不超过 2 周。

(2)全身症状重,甲状腺肿大、压痛明显者及非甾体抗炎药治疗无效者可应用糖皮质激素治疗,可迅速缓解疼痛,减轻甲状腺毒症症状。一般初始给予泼尼松每天 20～40 mg,分 2～3 次服用,1～2 周后根据病情改善逐渐减量至停用,总疗程 6～8 周。停药后部分患者可能反复,再次用药仍然有效;过快减量、过早停药可使病情反复。也可以合用非甾体抗炎药,不但可以消除疼痛,还可以减少病情反复。在治疗中监测血沉改变,可指导用药。糖皮质激素并不会影响本病的自然过程,如果糖皮质激素用后撤减药量过多、过快,反而会使病情加重。也有人提出,如果糖皮质激素连续使用,所用剂量可使患者不出现症状直至其放射性碘摄取率恢复正常,可能避免病情复发。

(3)因本病伴甲亢是暂时的且甲状腺摄碘率低,不是放射性碘治疗的指征。硫脲类药物可破坏甲状腺激素的合成,但亚急性甲状腺炎血中过多的甲状腺激素是来源于被破坏了的滤泡释出的 $T_4$ 和 $T_3$,而不是由于合成和分泌增多所致,大多数的病例无须使用抗甲状腺药物。如患者的心率快可给予小剂量普萘洛尔缓解症状,少数患者的甲亢症状明显,且有明显的高代谢综合征,也可以给予小剂量的抗甲状腺药物如丙硫氧嘧啶(100~150 mg/d)或甲巯咪唑(10~15 mg/d)治疗,但是疗程要短,以及时监测甲状腺功能,防止出现甲减。

本病如出现甲减期也是暂时的,通常甲减症状较轻,所以不需应用甲状腺激素替代治疗;除非患者的甲减症状明显,TSH 升高,可用甲状腺制剂如 $L\text{-}T_4$ 50~100 $\mu g/d$,可防止由 TSH 升高引起的病情再度加重。病情较重者,可用甲状腺激素替代一段时间。约有 10% 的患者可发生永久性甲减,需要长期应用甲状腺素替代治疗。有报道称中药对本病的急性期有较好的治疗效果。

**七、预后及预防**

本病的预后良好,可以自然缓解。一些患者在病情缓解后,数月内还可能再次或多次复发,反复发作虽不常见,而在临床上可能遇到,但最终甲状腺功能恢复至正常。然而,甲状腺局部不适可持续存在几个月。通常,在病后数周或数月以后,大多数患者甲状腺功能指标均恢复正常,而滤泡贮碘功能的恢复却很慢,可以长至临床完全缓解以后的 1 年以上。永久性甲状腺功能低减的发生率不到 10%。

防止亚急性甲状腺炎的发生,主要在于增强机体抵抗力,避免感冒、上呼吸道感染、咽炎等细菌或病毒感染,对预防本病的发生有重要意义。

# 第二章

# 乳腺疾病

## 第一节　急性乳腺炎

急性乳腺炎是由细菌感染所致的乳腺的急性炎症,大多数发生在产后哺乳期的 3～4 周内,尤以初产妇多见。病原菌大多为金黄色葡萄球菌,少数是由链球菌引起。病菌一般从乳头破口或皲裂处侵入,也可直接侵入乳管,进而扩散至乳腺实质。一般来讲,急性乳腺炎病程较短,预后良好,但若治疗不当,也会使病程迁延,甚至可并发全身性化脓性感染。

### 一、病因和病理

#### (一)乳汁淤积

乳汁的淤积有利于入侵的细菌的繁殖。原因如下:乳头过小或内陷,妨碍哺乳,孕妇产前未能及时纠正乳头内陷;婴儿吸乳困难;乳汁过多,排空不完全,产妇未能将乳房内的乳汁及时排空;乳管不通或乳管本身炎症或肿瘤及外在的压迫;胸罩脱落的纤维也可以堵塞乳管引起乳腺炎。

#### (二)细菌入侵

急性乳腺炎的感染途径:致病菌直接侵入乳管,上行到腺小叶,腺小叶中央有乳汁潴留,使细菌容易在局部繁殖,继而扩散到乳腺的实质引起炎症反应;金黄色葡萄球菌感染常常引起乳腺的脓肿,感染可沿乳腺纤维间隔蔓延,形成多房性的脓肿;致病菌直接由乳头表面的破损、皲裂侵入,沿着淋巴管迅速蔓延到腺叶或小叶间的脂肪、纤维组织,引起蜂窝织炎。金黄色葡萄球菌常常引起深部的脓肿,链球菌感染往往引起弥漫性的蜂窝织炎。

## 二、临床表现

### (一)急性单纯性乳腺炎

发病初期阶段,常有乳头皲裂现象,哺乳时感觉乳头有刺痛,伴有乳汁淤积不畅或乳腺扪及有包块,继而乳房出现局部肿胀、触痛,患乳触及痛性肿块,界限不清,质地略硬,进一步发展则出现畏寒、发热、体温骤升、食欲缺乏、疲乏无力、感觉不适等全身症状。

### (二)急性化脓性乳腺炎

患乳的局部皮肤红、肿、热、痛,出现较明显的结节,触痛明显,同时患者可出现寒战、高热、头痛、无力、脉快等全身症状。此时在患侧腋窝下可出现肿大的淋巴结,有触痛,严重时可合并败血症。

### (三)脓肿形成

由于治疗措施不得力或病情进一步加重,局部组织发生坏死、液化,大小不等的感染灶相互融合形成脓肿。浅表的脓肿极易发现,而较深的脓肿波动感不明显,不易发现。脓肿的临床表现与脓肿位置的深浅有关。位置浅时,早期可有局部红肿、隆起,皮温高;深部脓肿早期局部表现常不明显,以局部疼痛和全身症状为主。脓肿形成后,浅部可扪及有波动感。脓肿可以是单房性或多房性,可以先后或同时形成;浅部脓肿破溃后自皮肤破溃口排出脓液,深部脓肿则可通过乳头排出,也可侵入乳腺后间隙中的疏松组织,形成乳腺后脓肿。如果乳腺炎患者的全身症状不明显、局部和全身性的治疗效果不明显时,可行疼痛部位穿刺,抽出脓液即可确诊。

## 三、辅助检查

血常规检查白细胞计数升高,中性粒细胞计数升高。影像学超声检查可探及乳腺包块,形成脓肿患者可探及有液性暗区。

## 四、诊断

急性乳腺炎多发生于初产妇的哺乳期,起病急,早期乳腺内出现一包块,有红、肿、热、痛,严重者可有畏寒、发热等全身中毒症状。病情如未得到及时的控制,数天后可在局部形成脓肿,有波动感,穿刺抽出脓液。

急性乳腺炎的包块注意与乳腺癌的肿块相鉴别。炎性乳腺癌患者乳房内可扪及肿块,皮肤红肿范围广,局部压痛及全身炎症反应轻,细胞学检查可鉴别。

### 五、治疗

#### (一)早期

注意休息,暂停患侧乳房哺乳,清洁乳头、乳晕,促进乳汁排泄(用吸乳器或吸吮),凡需切开引流者应终止哺乳。局部热敷或用鱼石脂软膏外敷,应用头孢或青霉素类广谱抗生素预防感染。

#### (二)手术治疗

对已有脓肿形成者,应及时切开引流。对深部脓肿波动感不明显者,可先B超探查,针头穿刺定位后再行切开引流,手术切口可沿乳管方向做放射状切口,避免乳管损伤引起乳瘘,乳晕周围的脓肿可沿乳晕做弧形切开引流。如果有数个脓腔,则应分开脓腔的间隔,充分引流,必要时可做对口或几个切口引流。深部脓肿或乳腺后脓肿,可以在乳腺下皱襞处做弧形切开,在乳腺后隙与胸肌筋膜间分离,直达脓腔,可避免损伤乳管。

1.手术适应证

乳头周围或乳腺周围的炎性肿块开始软化并出现波动感,且B超检查有深部脓肿或脓液穿破乳腺纤维囊进入乳房后蜂窝组织内者,须及时切开引流。

2.术前准备

应用广谱抗生素治疗感染,局部热敷促进脓肿局限化。

3.麻醉与体位

多采用局麻或硬膜外麻醉,患者取仰卧位或侧卧位,有利于彻底引流。局部麻醉镇痛效果差,适于浅表的脓肿引流。

4.手术步骤

(1)乳头平面以上部位的脓肿多做弧形切口,也可做放射状切口。乳头平面以下的脓肿多做放射状切口,切口两端不超过脓肿的边界,否则可引起乳瘘。乳头或乳晕周围的脓肿多做沿乳晕的弧形切口。深部的脓肿可做乳房皱襞下的胸部切口,引流畅通,瘢痕少。

(2)针头穿刺,抽出脓液后在脓腔顶部切开,适当分离皮下组织,插入血管钳直达脓腔,放出脓液。

(3)从切口伸入手指分离脓腔间隔,使小间隔完全贯通,排出分离的坏死组织。

(4)等渗盐水或过氧化氢冲洗脓腔,凡士林纱布或橡皮片引流。若脓肿较大,切口较高,则应在重力最佳位置再做切口,便于对口引流或放置引流管引流。

（5）脓液做细菌培养，对慢性乳房脓肿反复发作者应切取脓腔壁做病理检查，排除其他病变。

5.术后处理

伤口覆盖消毒敷料后，应用宽胸带或乳罩将乳腺托起以减轻坠痛感，继续给予抗生素等抗感染治疗，控制感染至患者体温正常。术后第2天更换纱布敷料和引流物。若放置引流管可每天换药时用等渗温盐水冲洗脓腔。引流量逐渐减少，直到仅有少量分泌物时拔出引流物。术后可热敷或理疗促进炎症浸润块吸收。

6.注意

手术后伤口要及时换药，每1～2天更换1次敷料，保证有效引流，防止残留脓腔、经久不愈或切口闭合过早。创腔可用过氧化氢、生理盐水等冲洗，排出的脓液要送细菌培养，确定是何种细菌感染，指导临床用药。哺乳期应暂停吮吸哺乳，改用吸乳器吸尽乳汁。如有漏乳或自愿断乳者，可口服乙蒎酚5 mg每天3次，3～5天即可。对感染严重伴全身中毒症状者，应积极控制感染，给予全身支持疗法。

**六、乳腺炎的预防**

要防止乳头破裂，乳头破裂既容易乳汁淤积，又有可能因伤口而发生细菌感染。怀孕6个月以后，每天用毛巾蘸水擦洗乳头。不要让小儿养成含乳头睡眠的习惯。哺乳后，用水洗净乳头，用细软的布衬在乳头衣服之间，避免擦伤。要积极治疗乳头破裂，防止出现并发症。轻度乳头破裂仍可哺乳，但在哺乳后局部涂敷10%复方苯甲酸酊或10%鱼肝油铋剂，下次哺乳前清洗。重度乳头破裂，哺乳时疼痛剧烈，可用乳头罩间接哺乳或用吸奶器吸出后，用奶瓶哺食小儿。对乳头上的痂皮，不要强行撕去，可用植物油涂抹，待其变软，慢慢撕掉。防止乳汁淤积，产后应尽早哺乳。哺乳前热敷乳房以促进乳汁通畅。如果产妇感到乳房胀痛更要及时热敷，热敷后用手按捏乳房，提拔乳头。婴儿吸吮能力不足或婴儿食量小而乳汁分泌多者，要用吸奶器吸尽乳汁。宜常做自我按摩。产妇要养成自我按摩乳房的习惯。方法：一手用热毛巾托住乳房，另一手放在乳房的上侧，以顺时针方向转向按摩。如果乳房感到胀痛，或者乳房上有肿块时，手法可以重一些。

# 第二节 浆细胞性乳腺炎

浆细胞性乳腺炎,又叫导管扩张症,中医叫粉刺性乳痈,俗称导管炎,简称浆乳。浆乳不是细菌感染所致,而是导管内的脂肪性物质堆积、外溢,引起导管周围的化学性刺激和免疫性反应,导致大量浆细胞浸润,故本病称浆细胞性乳腺炎。本病反复发作,破溃后形成瘘管,可以继发细菌感染,长久不愈,所以说是一种特殊的乳腺炎症。

## 一、病因及病理

浆细胞性乳腺炎其发生与乳头发育不良有关,像乳头内翻、乳头分裂等。内翻的乳头成为藏污纳垢的地方,常有粉刺样东西,有时还会有异味。乳头畸形也必然造成乳腺导管的扭曲、变形,导管容易堵塞。导管内容物为脂性物质,侵蚀管壁造成外溢,引起化学性炎症,大量淋巴细胞、浆细胞反应,形成小的炎性包块。

病灶多在乳晕附近,局部红肿、疼痛,一般不发烧。过几天可以自行消退,当劳累、感冒等造成抵抗力低下时再次发作,但一次比一次重,肿块逐渐变大、红肿,容易误认为是小脓肿,或用抗生素治疗,导致最后切开引流形成瘘管,难以愈合。有时红肿也可自行破溃,长久不愈。发生于中老年妇女的浆细胞性乳腺炎,多是导管扩张、导管壁退行性改变所致。病灶还可多处发生,形成多个瘘管,甚至彼此相通,乳房千疮百孔,很像乳腺结核。肿块如果离乳头较远,与皮肤发生粘连,很容易误诊为乳腺癌。

## 二、临床表现

浆细胞性乳腺炎发病突然,发展快。患者感乳房局部疼痛不适,并可触及肿块。肿块位于乳晕下或向某一象限伸展。肿块质硬、韧,表面呈结节样,边界欠清,与胸壁无粘连。有的乳房皮肤有水肿,可呈橘皮样改变,一般无发热等全身症状。乳头常有粉渣样物泌出,有臭味。少数患者伴乳头溢液,为血性或水样液体,还可伴患侧腋下淋巴结肿大。晚期肿块发生软化,形成脓肿。脓肿破溃后流出混有粉渣样的脓汁,并形成瘘管,创口反复发作形成瘢痕,使乳头内陷。浆细胞性乳腺炎的临床表现多种多样,有的患者仅仅表现为长期乳头溢液,或仅仅表现为乳头内陷,少数患者表现为局部肿块,持续达数年之久。

### 三、诊断

本病多发生于 30～40 岁的非哺乳期妇女,早期可有一侧或两侧乳头浆液性排液,患者感乳房局部疼痛不适,在乳头或乳晕下扪及边界不清的小结节,肿块质硬、韧,表面呈结节样,与胸壁无粘连,病变局部可有红、肿、痛等症状,一般无发热等全身症状。也有的患者乳头常有粉渣样物泌出,有臭味。少数患者伴有血性溢液。乳晕周围或乳腺实质内的包块可与皮肤粘连,致乳头回缩、局部水肿及腋淋巴结肿大等征象,易误诊为乳腺癌。本病逐渐发展,肿块破溃,形成瘘管,经久不愈。

### 四、辅助检查

#### (一)彩色 B 超检查

可探及乳晕区低回声肿块影,内部不均匀,无包膜,无恶性特征,导管呈囊状或串珠样扩张。

#### (二)X 线钼靶检查

显示乳晕区密度不均匀团块,其间夹杂有条状或蜂窝状、囊状透亮影,可出现粗颗粒圆形钙化,但有别于乳癌集束沙粒样钙化。

#### (三)CT 检查

炎症早期显示乳晕区皮肤增厚,主乳管区软组织阴影;后期病变周围有类圆形小结节且结节间有桥样连接,为浆细胞性乳腺炎的特有征象。

#### (四)纤维乳管内视镜检查

可见各级乳管扩张,管腔内充满棉絮样、网织状沉积物或黄金样炎性结晶体,部分病例可见合并有乳管内乳头状瘤。该检查可用于发现早期乳癌。

#### (五)细针穿刺细胞学、乳头溢液细胞学检查

可见坏死组织、炎性细胞、浆细胞、淋巴细胞、脓细胞等,但阳性率不高,缺乏特异性。

#### (六)术中快速冰冻切片和术后石蜡切片病理学检查

术中快速冰冻切片和术后石蜡切片病理学检查是诊断该病的可靠依据。

### 五、鉴别诊断

本病需要与以下疾病鉴别。

### (一)乳腺增生症

乳腺增生是女性最常见的乳房疾病,其发病率占乳腺疾病的首位,其临床表现如下。

**1.乳房疼痛**

乳房疼痛常为胀痛或刺痛,可累及一侧或两侧乳房,以一侧偏重多见。疼痛严重者不可触碰,甚至影响日常生活及工作。疼痛可向同侧腋窝或肩背部放射,常于月经前数天出现或加重,行经后疼痛明显减轻或消失;疼痛亦可随情绪变化、劳累、天气变化而波动。这种与月经周期及情绪变化有关的疼痛是乳腺增生病临床表现的主要特点。

**2.乳房肿块**

肿块可发于单侧或双侧乳房内,单个或多个,一般好发于乳房外上象限。表现为大小不一的片状、结节状、条索状等,其中以片状为多见。边界不明显,质地中等或稍硬,与周围组织无粘连,常有触痛。大部分乳房肿块也有随月经周期而变化的特点,月经前肿块增大变硬,月经来潮后肿块缩小变软。

**3.乳头溢液**

少数患者可出现乳头溢液,为自发溢液,多为淡黄色或淡乳白色,也有少数患者经挤压乳头可见溢出溢液。如果出现血性或咖啡色溢液需要谨慎。

乳腺B超及X线钼靶检查对鉴别诊断有一定的帮助。穿刺活检或局部切取活检可确诊。

### (二)乳腺纤维腺瘤

乳腺纤维腺瘤是乳腺疾病中最常见的良性肿瘤,可发生于青春期后的任何年龄,多在20～30岁。乳房肿块是本病的唯一症状,多为患者无意间摸到或体检才检查出来,一般不伴有疼痛感,亦不随月经周期而发生变化。好发于乳房的外上象限,腺瘤常为单发,亦有多发者,呈圆形或卵圆形,直径以1～3 cm者较为多见,偶可见巨大者。表面光滑,质地坚韧,边界清楚,与皮肤和周围组织无粘连,活动度大。腋下淋巴结无肿大。B超及钼靶检查可发现边界清楚的包块,不伴有浸润现象,切除活检可确诊。

### (三)乳腺癌

乳腺癌是女性排名第一的常见恶性肿瘤。乳房肿块是乳腺癌最常见的表现,其次是乳头溢液。乳头溢液多为良性改变,但对50岁以上有单侧乳头溢液者应警惕发生乳癌的可能性。乳头凹陷、瘙痒、脱屑、糜烂、溃疡、结痂等湿疹样改变常为乳腺湿疹样癌(Paget 病)的临床表现。肿瘤侵犯皮肤的 Cooper 韧带,可形成"酒窝征"。肿瘤细胞堵塞皮下毛细淋巴管,造成皮肤水肿,而毛囊处凹陷形成"橘皮征"。当皮肤广泛受侵时,可在表皮形成多处坚硬小结节或小条索,甚至融合成片,如病变延伸至背部和对侧胸壁可限制呼吸,形成铠甲状癌。炎性乳腺癌会出现乳房明显增大,皮肤充血红肿、局部皮温增高。另外,晚期乳腺癌会出现皮肤破溃,形成癌性溃疡。本病还可有腋窝淋巴结肿大:同侧腋窝淋巴结可肿大,晚期乳腺癌可向对侧腋窝淋巴结转移引起肿大;另外,有些情况下还可触到同侧和/或对侧锁骨上肿大淋巴结。X 线钼靶检查:乳腺癌在 X 线片中病灶表现形式常见有较规则或类圆形肿块、不规则或模糊肿块、毛刺肿块、透亮环肿块四类。乳腺钼靶对于细小的钙化敏感度较高,能够早期发现一些特征性钙化(如簇状沙粒样钙化等)。乳腺 B 超检查:B 超扫描能够鉴别乳腺的囊性与实性病变。乳腺癌 B 超扫描多表现为形态不规则、内部回声不均匀的低回声肿块,彩色超声检查可显示肿块内部及周边的血流信号。B 超扫描可发现腋窝淋巴结肿大。动态增强核磁共振检查:核磁检查是软组织分辨率最高的影像检查手段,较 X 线和 B 超检查有很多优势,可以旋转或进行任意平面的切割,可以清晰显示微小肿瘤。肿瘤微血管分布数据可以提供更多肿瘤功能参数和治疗反应。

## 六、治疗

### (一)非手术治疗

1.适应证

(1)年龄 30 岁以下或 55 岁以上者。

(2)红肿、疼痛明显的急性阶段患者。

(3)肿块不明显、病程短于 3 周者。

(4)暂不愿意接受手术治疗者。

2.非手术治疗方法

(1)抗感染治疗:因为本病不是细菌引起的,所以不必用抗生素,但患者有红肿、疼痛等炎症反应时,可予以有效抗生素如头孢类广谱抗生素静脉滴注,每天 2 次。

(2)局部理疗:用红外线乳腺治疗仪局部治疗,每天 2 次,每次 30 分钟。

(3)乳管冲洗:对于能找到乳管开口者(有条件者可在纤维乳管内视镜引导下),用地塞米松、α-糜蛋白酶、庆大霉素、甲硝唑等做乳管冲洗,2 天 1 次。

(4)中药治疗:如用金黄散加生理盐水调至糊状敷在红肿部位上,每天更换

2次。一般情况下,治疗2～3天即可见病情好转表现,炎症减轻,范围缩小,乳管疏通,肿块缩小,质地变软,可继续治疗直至痊愈。若治疗 7～10 天仍无明显好转,应采取手术治疗。对于肿块与肿瘤难于鉴别者,不宜采用局部理疗和按摩,以免发生肿瘤细胞扩散。

**(二)手术治疗**

应根据具体情况选择相应的手术方式。

**1.乳腺小叶切除术**

乳腺小叶切除术是治疗本病的主要术式,适用于肿块较大或超出乳晕区以外及反复发作者,应切除病变所累及的整个乳腺小叶。手术开始前,可从病灶远端向乳头方向轻轻按压肿块,观察乳头有无溢液,循溢液的乳管口向管腔内缓慢、低压注入少量亚甲蓝,使病变乳腺小叶着色,便于完整切除又不伤及邻近正常腺叶组织。近端乳管应从乳头根部切断,以避免复发和未发现乳管内微小肿瘤残留。此外,切面如有小导管少量点状牙膏样脂性溢液不影响疾病的治愈,乳头内陷者可加行乳头成形术。

**2.病灶局部楔形切除术**

对于肿块较小、仅位于乳晕区深部的年轻患者,可行病变乳管、肿块、连同周围部分乳腺组织楔形切除。

**3.乳房单纯切除术**

肿块较大,累及多个乳腺小叶,或与皮肤广泛粘连,已有乳房形态改变,年龄较大者,在征得患者的同意后,可行乳房单纯切除术。

**4.脓肿切开引流术**

对于已经形成乳房脓肿者,可先行脓肿切开引流,待炎症完全消退后再行病变小叶切除术。

**5.慢性窦道及瘘管切除术**

对于久治不愈的慢性窦道及瘘管,应行窦道、瘘管及病变组织全部切除。应当注意的是,除急性乳房脓肿切开引流术外,施行其他任何手术,都必须常规进行术中快速冰冻切片和术后石蜡切片病理检查,以明确诊断,避免漏诊和误诊。

发作间期,即伤口愈合期是最佳手术时机,手术成功的关键是翻转乳晕,彻底清除病灶,清洁所有创面。手术的技术关键是保持外形的完美,必须做乳头内翻的整形术。

(1)手术步骤:①术前病灶定位;②麻醉后消毒、铺巾;③乳房下皱褶处做弧形切口或沿乳房外侧缘做纵向弧形切口;④切开皮肤和皮下组织,找到病灶部位;⑤从皮下脂肪组织开始,锐性游离病灶;⑥组织钳提起病灶,切除病变的乳腺组织,连同周围 0.5～1.0 cm 的正常组织一并切除;⑦创口仔细止血,残腔内无活动性出血,用 0 号丝线将乳腺残面对合,注意缝闭创腔底部,不留无效腔,尽可能避免局部出现凹陷,缝合皮下脂肪层和皮下组织,应使切口满意对合,覆盖敷料,绷带适当加压包扎伤口;⑧术后 8～10 天拆线。

(2)术后处理:①为防止伤口渗血,局部纱布加压包扎 24～48 小时;②病变组织切除后常规送病理检查,排除恶性病变;③创面较大、术后遗留残腔较大时可放置橡皮片引流,并注意缝闭创腔底部。

# 第三节　肉芽肿性乳腺炎

肉芽肿性小叶性乳腺炎也叫特发性肉芽肿性乳腺炎,简称"肉芽肿",病理特征是以小叶为中心的肉芽肿性炎症,主要细胞成分是上皮样细胞、多核巨细胞、中性粒细胞等,微脓肿形成和非干酪样坏死,是多种肉芽肿性乳腺炎的一种。1972 年 Kessler 首次提出,1986 年国内才有 8 例报告,至今历史不长,以往发病率不高,所以目前还有较多乳腺科医师对该病缺乏认识,经常误诊为乳腺增生症、乳腺癌、化脓性乳腺炎或浆细胞性乳腺炎,导致治疗延误。该病好发于生育年龄,尤以经产妇多见。

## 一、病因

肉芽肿性乳腺炎的确切病因尚不明确,多数学者认为是自身免疫性疾病,是对积存变质的乳汁发生的Ⅳ型迟发型超敏反应。但究竟是什么原因触发了这种自身免疫性炎症反应,尚不能确定,催乳素可能是发病的触发器,并与哺乳障碍、饮食污染、避孕药或某些药物有关。Brown 等认为应用雌激素可诱发、加重本病的发生。

大体观察:肿块无包膜,边界不清,质较硬韧,切面灰白间杂淡棕黄色,弥漫分布粟粒至黄豆大小不等的暗红色结节,部分结节中心可见小脓腔。

## 二、临床表现

(1)多为年轻的经产妇,多在产后 6 年内发病,平均病程 4.5 个月,平均年龄 33 岁,未婚育的患者多与药物或垂体催乳素瘤有关。

(2)临床表现以乳腺肿块为主,肿块突然出现,常在一夜之间出现巨大肿块或全乳房肿块,或原有较小的肿块迅速增大,实发部位一般距乳晕较远,但很快波及乳晕。肿块呈明显的多形性,或为伪足样延伸,或通过乳晕向对应部位横向蔓延。

(3)多数伴有疼痛,甚至是剧痛,有人甚至是以疼痛为首发症状,数天至1个月后才发现肿块。

(4)病情进展呈间歇性和阶段性,可有数月的缓解期,最长可达3年。病情的自限和缓解,经常被误认为是疗效或治愈,以后在月经前、生气或劳累后突然发作。

(5)切开引流后黄脓不多,多流淌黄色水样或米汤样物、血性脓液或出血多于出脓,有别于急性化脓性乳腺炎。

本病主要表现为乳晕区以外的乳腺其他部位肿块,生长较快,可伴有疼痛,肿块多为单发、质地较硬、活动、边界清楚,有的表面皮肤红肿,少数可以破溃。

### 三、诊断

本病临床上易误诊为恶性肿瘤,要根据病史及乳房肿块有触痛等情况进行细胞学检查,有助于诊断,彩超和X线钼靶检查缺乏特异性,必要时行空心针或麦默通活检,可明确诊断。

### 四、鉴别诊断

#### (一)乳腺导管扩张症

乳腺导管扩张症病变在小叶内,无大量浆细胞浸润,不可见扩张的导管,乳头溢液不常见。

#### (二)乳腺结核病

乳腺结核病肿块为无干酪样坏死,抗酸染色找不到结核杆菌,病灶中部常见小脓肿。

#### (三)乳腺癌

肉芽肿性乳腺炎与乳腺癌极相似,但仔细检查,肉芽肿性乳腺炎之肿块触之不适,皮肤可有红肿,细胞学检查找不到癌细胞。

### 五、治疗

本病与乳腺癌难鉴别,易发生误诊,因此发现乳房结节均应手术切除送病理检查,明确诊断后可行区段切除。

# 第四节　乳腺单纯性增生症

乳腺单纯性增生症属于乳腺结构不良的早期病变。1922年Bloodgood首先描述,1928年Semb注意到此病表现为乳房疼痛并有肿块,称为单纯性纤维瘤病。1931年Beatle称之为乳腺单纯性、脱皮性上皮增生症;1948年Gescnickter称之为乳痛症,一直沿用至今。

## 一、发病情况

乳痛症为育龄妇女常见病,可发生于青年期后至绝经期的任何年龄组,尤其以未婚女性或已婚未育或已育未哺乳的性功能旺盛的女性多见,该病的发病高峰年龄为30~40岁。在临床上50%女性有乳腺增生症的表现;在组织学上则有90%女性可见乳腺结构不良的表现。

## 二、病因

该病的发生、发展与卵巢内分泌状态密切相关。大量资料表明,当卵巢内分泌失调、雌激素分泌过多,而黄体酮相对减少时,不仅刺激乳腺实质增生,而且使末梢导管上皮呈不规则增生,引起导管扩张和囊肿形成,也因失去黄体酮对雌激素的抑制作用而导致间质结缔组织过度增生与胶原化及淋巴细胞浸润。

## 三、临床表现

临床表现为双侧乳房胀痛和乳房肿块,并且有自限性。

### (一)乳房胀痛

因个体差异及病变的轻重程度不一样,所以乳腺胀痛程度亦不尽相同。但患者的共有特点为疼痛的周期性,即疼痛始于月经前期,经期及经后一段时间明显减轻,甚至毫无症状。疼痛呈弥漫性钝痛或为局限性刺痛,触动和颠簸加重,并向双上肢放射,重者可致双上肢上举受限。

### (二)乳房肿块

常常双侧乳房对称性发生,可分散于整个乳腺内,亦可局限于乳腺的一部分,尤以双乳外上象限多见。触诊呈结节状、大小不一、变硬,经后缩小、变软。部分患者伴有乳头溢液。

### (三)疾病的自限性和重复性

该病可不治自愈。尤其是结婚后妊娠及哺乳时症状自行消失,但时有反复;绝经后能自愈。

## 四、辅助检查

### (一)针吸细胞学检查

针吸肿块内少许组织做涂片检查,可见细胞稀疏;除有少许淋巴细胞外,尚可见分化良好的腺上皮细胞及纤维细胞。

### (二)钼靶 X 射线检查

可见弥漫散在的直径>1 cm、数目不定、边界不清的肿块影;如果密度均匀增高,失去正常结构、不见锐利边缘说明病变广泛。

### (三)红外线透照检查

双侧乳腺出现虫蚀样或雾状的灰色影,浅静脉模糊。

## 五、诊断

(1)育龄期女性与月经相关的一侧或双侧乳房周期性疼痛及肿块。

(2)查体可触及颗粒状小肿物,质地不硬。

(3)疾病发展过程中具自限性特点。

## 六、鉴别诊断

### (一)乳腺癌

有些乳腺癌可有类似增生症的表现,但乳腺癌的肿块多为单侧,肿块固定不变,且有生长趋势,在月经周期变化中表现增大,而无缩小趋势。针吸即可明确诊断。

### (二)乳腺脂肪坏死

该病好发于外伤后、体质较肥胖的妇女,其肿块较表浅,未深入乳腺实质,肿块不随月经周期变化。针吸细胞学检查和组织活检可明确诊断。

## 七、治疗

本病有自限性,属于生理性变化的范畴,可以在结婚、生育、哺乳后症状明显改善或消失。因此,只要做好患者的思想工作,消除恐癌症,可不治自愈。对于临床症状重者,可采用中、西药治疗。

### (一)中医治疗

青年女性患者,一侧或两侧乳房出现肿块和疼痛,并随月经周期变化,同时伴经前心烦易怒、胸闷、嗳气、两肋胀痛者,可用逍遥散合四物汤加减:柴胡9 g,香附9 g,八月扎12 g,青皮、陈皮各6 g,当归12 g,白芍12 g,川芎9 g,桔叶、桔络各4.5 g,益母草30 g,生甘草3 g。

中年已婚妇女,以乳房肿块为主症,疼痛稍轻,并且随月经周期变化小;伴随月经不调、耳鸣目眩、神疲乏力,可用二仙汤合四物汤加减:仙茅9 g,淫羊藿9 g,软柴胡9 g,当归12 g,熟地黄12 g,锁阳12 g,鹿角9 g,巴戟天9 g,香附9 g,青皮6 g。

### (二)激素治疗

1.己烯雌酚

第1个月经期间,每周口服2次,每次1 mg,连服3周;第2个月经期间,每周给药1次,每次1 mg;第3个月经期间仅给药1次,每次1 mg。

2.黄体酮

月经前两周,每周2次,每次5 mg,总量为20~40 mg。

3.睾酮

月经后10天开始用药,每天5~15 mg,月经来潮时停药,每个月经周期不超过100 mg。

4.溴隐亭

多巴胺受体激活剂,作用于垂体催乳细胞上的多巴胺受体,抑制催乳素的合成与释放。每天5 mg,疗程3个月。

5.丹那唑

雌激素衍生物,通过抑制某些酶来阻碍卵巢产生甾体类物质,从而调整激素平衡达到治疗作用。每天200~400 mg,连用2~6个月。

6.他莫昔芬

雌激素拮抗剂,月经干净后第5天口服,每天2次,每次10 mg,连用15天停药;保持月经来潮后重复。该药物治疗效果好,不良反应小,是目前治疗乳痛症的一个好办法。

# 第五节 乳腺囊性增生病

乳腺囊性增生病是妇女常见的乳腺疾病。本病的特点是以乳腺小叶、小导管及末端导管高度扩张形成的囊肿,乳腺组成成分的增生,在结构、数量及组织形态上表现出异常。本病与单纯性乳腺增生相比较,乳腺增生与不典型增生共存,存在恶变的危险,应视为癌前病变。

## 一、病因

本病的发生与卵巢内分泌的刺激有关。早在 1930 年就有学者证明切除卵巢的家鼠注射雌激素后能产生乳腺囊性病。在人类中,雌激素不仅能刺激乳腺上皮增生,也能导致腺管扩张,形成囊肿。新近研究说明高催乳素血症是乳腺囊性增生症的重要原因,国外学者报道绝经后妇女患乳腺囊性增生症常是不恰当应用雌激素替代治疗的结果。

## 二、病理

### (一)大体形态

一侧或双侧乳腺组织内有大小不等、软硬不均的囊性结节或肿块。囊肿大小不一,大囊肿直径可达5 cm,呈灰白色或蓝色,又称蓝色圆顶囊肿或蓝顶囊肿。小囊肿多见于大囊肿周围,直径仅 2 mm,甚至肉眼见不到,只有在显微镜下可见。切开大囊肿可见囊肿内容物为清亮无色、浆液性或棕黄色液体,有时为血性液体。其中含有蛋白质、激素(催乳素、雌激素、雄激素、人绒毛膜促性腺激素、生长激素、卵泡刺激素、黄体化激素等)、糖类、矿物质及胆固醇。切面似蜂窝状,囊壁较厚,失去光泽,可有颗粒状或乳头状瘤样物向囊腔内突出。

### (二)组织学形态

组织学形态可见 5 种不同的病变。

1.囊肿

末端导管和腺泡增生,小导管扩张和伸展,末端导管囊肿形成。末端导管上皮异常增殖,形成多层,从管壁向管腔作乳头状生长,占据管腔大部分,以致管腔受阻,分泌物潴留而扩张,而形成囊肿。一种囊肿为单纯性囊肿,只有囊性扩张,而无上皮增生;另一种为乳头状囊肿,囊肿上皮增生,呈乳头状。

2.乳管上皮增生

扩张的导管及囊肿内上皮呈不同程度的增生,轻者上皮层次增多,重者呈乳头状突起,或彼此相连,呈网状或筛状、实体状、腺样。若囊肿上皮增生活跃,常见不典型增生或间变,有可能发展为癌。

3.乳头状瘤病

乳头状瘤病即在乳头状囊肿的囊性扩张基础上,囊壁上皮细胞多处呈乳头状增生,形成乳头状瘤病。根据乳头状瘤病受累范围、乳头密度及上皮细胞增生程度,可把乳头状瘤病分为轻度、中度及重度,临床上有实用意义。

4.腺管型腺病

小叶导管或腺泡导管化生并增生,增生的上皮细胞呈实性团块,纤维组织有不同程度的增生,而导管扩张及囊肿形成不明显,称为腺病形成。

5.大汗腺样化生

囊肿壁被覆上皮化生呈高柱状,胞浆丰富,其中有嗜酸性颗粒,似大汗腺细胞。此种细胞的出现,常是良性标志。此外,囊壁、导管、腺泡周围纤维组织增生,并形成纤维条索,挤压周围导管,产生阻塞,导致分泌物潴留,再引起导管扭曲或扩张。标本切面呈黄白色,质韧,无包膜。切面有时可见散在的小囊,实际是扩张的小导管。囊壁光滑,内有黄绿色或棕褐色黏稠的液体,有时可见黄白色乳酪样物质自乳管口溢出。

(三)病理诊断标准

乳腺囊性增生病具以上5种病变,它们并不同时存在。其中乳头状瘤病、腺管型腺病和囊肿是主要病变。各种病变的出现率与组织取材的部位、取材量的多少有关。如果切片中能见到5种病变中的3种,或3种主要病变的2种,即可诊断。在5种病变中囊肿性乳管上皮增生、乳头状瘤病、腺管型腺病所致的不典型增生,易导致癌变。

三、临床表现

(一)乳腺肿块

乳腺内肿块常为主要症状,可发生于一侧乳腺,也可发生于两侧乳腺,但以左侧乳腺较为显著。肿块可单发,也可为多个,其形状不一,可为单一结节,亦可为多个结节状。单一结节常呈球形,边界不甚清楚,可自由推动,有囊性感。多个结节者常累及双乳或全乳,结节大小不等,囊肿活动往往受限,硬度中等且有韧性,其中较大的囊肿位于近表面时常可触及囊性感。有的尚呈条索状沿乳管分布,直径多在 0.5～3 cm。

根据肿块分布的范围可分为弥漫型(肿块分布于整个乳腺内)、混合型(几种不同形态的肿块,如片状、结节状、条索状、颗粒状散在于全乳)。

### (二)乳腺疼痛

本病乳痛多不明显,且与月经周期的关系也不密切,偶有多种表现的疼痛,如隐痛、刺痛、胸背痛和上肢痛。有的患者常有一侧或两侧乳房胀痛,如针刺样,可累及肩部、上肢或胸背部。一般在月经来潮前明显,来潮后疼痛减轻或消失,临床经验提示有此变化者多为良性。肿块增大迅速且质地坚硬者提示恶变可能。

### (三)乳头溢液

本病 5%～15% 的患者可有乳头溢液,多为自发性乳头排液。常为草黄色浆液、棕色浆液、浆液血性或血性溢液。如果溢液为浆液血性或血性,往往标志着有乳管内乳头状瘤。

### 四、诊断

乳腺胀痛,轻者如针刺样,可累及肩部、上肢或胸背部。检查时在乳腺内有散在的圆形结节,大小不等,质韧,有时有触痛。结节与周围组织界限不清,不与皮肤或胸肌粘连,有时表现为边界不清的增厚区。病灶位于乳腺的外上象限较多,也可累及整个乳房。有的患者仅表现为乳头有溢液,常为棕色、浆液性或血性液体。根据病史、临床症状及体征所见,一般能做出临床诊断。如诊断困难可结合辅助检查,协助诊断。

### 五、辅助检查

#### (一)肿物细针吸取细胞学检查

乳腺囊性增生病肿物多呈两侧性、多肿块性,各肿块病变的进展情况不一。采取多点细针吸取细胞学检查常能全面反映各肿块的病变情况或性质。特别疑为癌的病例,能提供早期诊断意见。最后确诊还应取决于病理活检。

#### (二)乳头溢液细胞学检查

少数患者有乳头溢液,肉眼所见多为浆液性、浆液血性。涂片镜检可见导管上皮泡沫细胞、红细胞、少许炎症细胞及脂肪蛋白质等无形物。

#### (三)钼靶 X 线摄影检查

钼靶 X 线片上显示病变部位呈现棉花团或毛玻璃状边缘模糊不清的密度

增高影或见条索状结缔组织穿越其间伴有囊性时,可见不规则增强阴影中有圆形透亮阴影。乳腺囊性增生病肿块,需和乳腺癌的肿块鉴别,前者无血运增加、皮肤增厚和毛刺等恶性征象;若有钙化也多散在,不像乳腺癌那样密集。

### (四)B超检查

B超诊断技术发展很快,诊断率不断提高。对本病检查时常显示增生部位呈不均匀低回声区和无肿块的回声囊肿区。

### (五)近红外线乳腺扫描检查

本病在近红外线乳腺扫描屏幕上显示为散在点、片状灰影或条索状、云雾状灰影,血管增多、增粗,呈网状、树枝状等改变基础上常见蜂窝状不均匀透光区。

### (六)MRI检查

典型的MRI图像表现为乳腺导管扩张,形态不规则,边界不清楚,扩张导管的信号强度在$T_1$加权像上低于正常腺体组织;病变局限于某一区,也可弥漫分布于整个区域或在整个乳腺。本病的MRI图像特点通常为对称性改变。

## 六、鉴别诊断

### (一)乳痛症

乳痛症多见于20~30岁年轻妇女。大龄未婚或已婚未育发育差的小乳房,双侧乳腺周期性胀痛,乳腺内肿块多不明显或仅局限性增厚或呈细颗粒状,又称细颗粒状小乳腺。

### (二)乳腺增生症

乳腺增生症多见于30~35岁女性。乳痛及肿块多随月经的变化呈周期性,肿块多呈结节状多个散在,大小较一致,无囊性感,一般无乳头溢液。

### (三)乳腺纤维腺瘤

乳腺纤维腺瘤多见于青年女性,常为无痛性肿块,多为单发,少数为多发。肿块边界明显,移动良好无触痛,但有时乳腺囊性增生病可与纤维腺瘤并存,不易区别。

### (四)乳腺导管内乳头状瘤

乳腺导管内乳头状瘤多见于中年女性。临床上常见乳头单孔溢液,肿块常位于乳晕部,压之有溢液。X线乳腺导管造影显示充盈缺损,常可确诊。

### (五)乳腺癌

乳腺癌常见于中老年妇女,乳腺内常为单一无痛性肿块。肿块细针吸取细胞学检查,多能找到癌细胞。乳腺囊性增生病伴有不典型增生、癌变时,常不易区别,需病理活检确诊。

### 七、治疗

囊性增生病多数可用非手术治疗。

**(一)药物治疗**

1.中药治疗

对疼痛明显、增生弥漫者,可服中药治疗。疏肝理气、活血化瘀、软坚化结、调和冲任等方法可缓解疼痛。

2.激素治疗

中药治疗效果不佳,可考虑激素治疗。通过激素水平的调整,达到治疗的目的。常用的药物有黄体酮5～10 mg/d,月经来潮前5～10天服用;丹他唑200～400 mg/d,服2～6个月;溴隐亭5 mg/d,疗程3个月;其中增生腺体病理检测雌激素受体阳性者,口服他莫昔芬20 mg/d,2～3个月。激素疗法不宜长期应用,以免造成月经失调等不良反应。绝经前期疼痛明显时,可在月经来潮前服用甲睾酮,每次5 mg,每天3次,也可口服黄体酮,每天5～10 mg,在月经前7～10天服用。近来应用维生素 E 治疗也可缓解疼痛。

**(二)手术治疗**

1.手术目的
明确诊断,避免乳癌漏诊和延误诊断。

2.适应证
患者经过药物治疗后疗效不明显,肿块增多、增大、质地坚实者;肿物针吸细胞学检查见导管上皮细胞增生活跃,并有不典型增生者;年龄在 40 岁以上,有乳癌家族史者,宜选择手术治疗。

3.手术方案选择
根据病变范围大小、肿块多少采用不同的手术方法。
(1)单纯肿块切除:肿块类型属于癌高发家庭成员者,肿块直径<3 cm 者,均可行包括部分正常组织在内的肿块切除。
(2)乳腺区段切除术:病变仅限于某局部,病理结果显示有上皮细胞高度增生、间变,年龄在 40 岁以上者,可行乳腺区段切除。
(3)经皮下乳腺单纯切除术:有高度上皮细胞增生,且家族中有同类病史,尤其是一级亲属有乳腺癌,年龄在 45 岁以上者,应行乳腺单纯切除术。

(4)乳腺根治术:35 岁以下的不同类型的中等硬度的孤立肿块,长期治疗时好时坏,应行多点细针穿刺细胞学检查,阳性者应行乳腺癌根治术。阴性者可行肿块切除送病理,根据病理结果追加手术范围。

(5)乳腺腺叶区段切除术:具体内容见下文。

麻醉方法与体位:局部浸润麻醉或硬膜外麻醉,仰卧位,患侧肩胛下垫小枕,患侧上肢外展 70°～80°,有利于显露病变部位。

手术切口:长度取决于肿瘤的部位及体积大小。乳腺上半部多采用弧形切口;乳腺下半部多采用放射状切口;乳房下半部位置深的可在乳腺下皱襞做弧形切口;当肿块与皮肤有较紧的粘连时,须做梭形切口,切除粘连的皮肤。

手术步骤:①消毒、铺无菌巾。②切开皮肤、皮下组织,确定肿块的范围。③组织钳夹持、牵引肿块,用电刀或手术刀在距离病变两侧 0.5～1 cm 处梭形切除乳腺组织。④彻底止血,缝合乳腺创缘,避免残留无效腔;缝合皮下组织及皮肤切开,覆盖敷料,加压包扎伤口。

注意事项:①梭形切除乳腺组织时,必须防止切入病变组织内。②创缘避免遗留无效腔。③创口较大时可放置引流片引流。

(6)全乳房切除术:具体内容见下文。

麻醉方法和体位:采用硬膜外麻醉或全麻,取仰卧位,患侧肩胛下垫小枕,有利于乳腺肿块的暴露,患侧上肢外展 80°,固定于壁板上。

手术切口:根治肿块的位置选择以乳头为中心的环绕乳头的梭形切口,可选用横向或斜向切口。横切口形成的瘢痕较纤细,适用于乳腺较大且下垂的患者,斜向切口有利于术后创口的引流。

手术步骤:①消毒,铺无菌巾。②确定切口。③切开皮肤、皮下组织。④提起皮瓣边缘,沿皮下组织深面潜行锐性游离皮瓣,直到乳房边缘。若为恶性肿瘤,则皮瓣不保留脂肪,游离范围上起第 2 或第 3 肋骨,下至第 6 或第 7 肋骨水平,内侧至胸骨缘,外侧达腋前线。⑤自上而下,由内而外,将整个乳房及周围脂肪组织自胸大肌筋膜表面切除。如为恶性肿瘤,应将乳房连同胸大肌筋膜一并切除。⑥创口止血,冲洗伤口,放置引流,按层缝合伤口,覆盖敷料。⑦加压包扎伤口。

注意事项:①术后 2～3 天,引流液减少至 10 mL 以下时拔引流管,再继续适当加压包扎。②隔天换药,术后 8～10 天拆线。③术后常规送病理检查。若为恶性肿瘤,则要行乳腺改良根治术,最迟不超过 2 周。

## 八、预防

乳腺囊性增生和乳腺癌的关系尚不明确,流行病学调查研究提示囊性增生病的患者以后发生乳腺癌的机会为正常人群的 2～4 倍。乳腺囊性增生病是癌前病变,在诊断和治疗后应给予严密的监测:每月1次的乳房自我检查;每年1次的乳腺 X 线摄影;每 4～6 个月 1 次的临床乳房检查等。对每个患者建立一套完整的随访监测计划,在临床实践中,努力探索更有价值的诊治技术,提高对癌前疾病恶性倾向的预测,以利早期发现乳腺癌。

# 第三章

# 肝、胆疾病

## 第一节 肝 囊 肿

### 一、病因与病理

肝囊肿临床上较为常见,分先天性与后天性两大类,后天性多为创伤、炎症或肿瘤性因素所致,以寄生虫性如肝棘球蚴感染所致最多见。先天性肝囊肿又称真性囊肿,最为多见,其发生原因不明,可由先天性因素所致,可能由肝内迷走胆管与淋巴管在胚胎期的发育障碍,或局部淋巴管因炎性上皮增生阻塞,导致管腔内分泌物滞留所致。可单发,亦可多发,女性多于男性,从统计学资料来看,多发性肝囊肿多有家族遗传因素。

肝囊肿多根据形态学或病因学进行分类,Debakey 根据病因将肝囊肿分为先天性和后天性两大类,其中先天性肝囊肿又可分为原发性肝实质肝囊肿和原发性胆管性肝囊肿,前者又可分为孤立性和多发性肝囊肿;后者则可分为局限性肝内主要胆管扩张和 Caroli 病。后天性肝囊肿可分为外伤性、炎症性和肿瘤性,炎症性肝囊肿可由胆管炎性或结石滞留引起,也可与肝包囊病有关。肿瘤性肝囊肿则可分为皮样囊肿、囊腺瘤或恶性肿瘤引起的继发性囊肿。

孤立性肝囊肿多发生于肝右叶,囊肿直径一般从数毫米至 30 cm 不等,囊内容物多为清晰、水样黄色液体,呈中性或碱性反应,含液量一般在 500 mL 以上,囊液含有清蛋白、黏蛋白、胆固醇、白细胞、酪氨酸等,少数与胆管相通者可含有胆汁,若囊内出血可呈咖啡样。囊壁表面平滑反光,呈乳白色或灰蓝色,部分菲薄透明,可见血管走行。囊肿包膜通常较完整,囊壁组织学可分 3 层。①纤维结缔组织内层:往往衬以柱状或立方上皮细胞。②致密结缔组织中层:以致密结缔组织成分为主,细胞少。③外层为中等致密的结缔组织,内有大量的血管、胆管通过,并有肝细胞,偶可见肌肉组织成分。

多发性肝囊肿分两种情况,一种为散在的肝实质内很小的囊肿,另一种为多囊肝,累及整个肝脏,肝脏被无数大小不等的囊肿占据。显微镜下囊肿上皮可变性扁平或缺如;外层为胶原组织,囊壁之间可见为数较多的小胆管和肝细胞。多数情况下合并多囊肾、多囊脾,有的还可能同时合并其他脏器的先天性畸形。

**二、临床表现**

由于肝囊肿生长缓慢,多数囊肿较小且囊内压低,临床上可无任何症状。但随着病变的持续发展,囊肿逐渐增大,可出现邻近脏器压迫症状,如上腹饱胀不适,甚至隐痛、恶心、呕吐等,少数患者因囊肿破裂或囊内出血而出现急性腹痛。晚期可引起肝功能损害而出现腹水、黄疸、肝大及食管静脉曲张等表现,囊肿伴有继发感染时可出现畏寒、发热等症状。体检可发现上腹部包块,肝大,可随呼吸上下移动、表面光滑的囊性肿物及脾大、腹水及黄疸等相应体征。

肝囊肿巨大时 X 线平片可有膈肌抬高,胃肠受压移位等征象。

B 超检查见肝内一个或多个圆形、椭圆形无回声暗区,大小不等,囊壁菲薄,边缘光滑整齐,后方有增强效应。囊肿内如合并出血、感染,则液性暗区内可见细小点状回声漂浮,部分多房性囊肿可见分隔状光带。

CT 表现为外形光滑、境界清楚、密度均匀一致。平扫 CT 值在 0～20 HU,增强扫描注射造影剂后囊肿的 CT 值不变,周围正常肝组织强化后使对比更清楚。

MRI 图像 $T_1$ 加权呈极低信号,强度均匀,边界清楚;质子加权多数呈等信号,少数可呈略低信号;$T_2$ 加权均呈高信号,边界清楚;增强后 $T_1$ 加权囊肿不强化。

**三、诊断**

肝囊肿诊断多不困难,结合患者体征及 B 超、CT 等影像学检查资料多可做出明确诊断,但如要对囊肿的病因做出明确判断,需密切结合病史,应注意与下列疾病相鉴别。①肝棘球蚴囊肿:有疫区居住史,嗜酸性粒细胞增多,Casoni 试验阳性,超声检查可在囊内显示少数漂浮移动点或多房性、较小囊状集合体图像。②肝脓肿:有炎症史,肝区有明显压痛、叩击痛,B 超检查在未液化的声像图上,多呈密集的点状、线状回声,脓肿液化时无回声区与肝囊肿相似,但肝脓肿呈不规则的透声区,无回声区内见杂乱强回声,长期慢性的肝脓肿,内层常有肉芽增生,回声极不规则,壁厚,有时可见伴声影的钙化强回声。③巨大肝癌中心液化：有肝硬化史及进行性恶病质，B超、CT均可见肿瘤轮廓，病灶内为不规则液性占位。

**四、治疗**

对体检偶尔发现的小而无症状的肝囊肿可定期观察，无须特殊治疗，但需警惕其发生恶变。对于囊肿近期生长迅速，疑有恶变倾向者，宜及早手术治疗。

**(一)孤立性肝囊肿的治疗**

1.B超引导下囊肿穿刺抽液术

B超引导下囊肿穿刺抽液术适用于浅表的肝囊肿，或患者体质差，不能耐受手术，囊肿巨大有压迫症状者。抽液可缓解症状，但穿刺抽液后往往复发，需反复抽液，有继发出血和细菌感染的可能。近年有报道经穿刺抽液后向囊内注入无水酒精或其他硬化剂的治疗方法，但远期效果尚不肯定，有待进一步观察。

2.囊肿开窗术或次全切除术

囊肿开窗术或次全切除术适用于巨大的肝表面孤立性囊肿，在囊壁最菲薄、浅表的地方切除1/3左右的囊壁，充分引流囊液。

3.囊肿或肝叶切除术

囊肿在肝脏的周边部位或大部分突出肝外或带蒂悬垂者，可行囊肿切除。若术中发现肝囊肿较大或多个囊肿集中某叶或囊肿合并感染及出血，可行肝叶切除。此外，对疑有恶变的囊性病变，如肿瘤囊液为血性或黏液性或囊壁厚薄不一，有乳头状赘生物时，可即时送病理活检，一旦明确，则行完整肝叶切除。

4.囊肿内引流

术中探查如发现有胆汁成分则提示囊肿与肝内胆管相通，可行囊肿空肠Roux-en-Y吻合术。

**(二)多发性肝囊肿的治疗**

多发性肝囊肿一般不宜手术治疗，若因某个大囊肿或几处较大囊肿引起症状时，可考虑行一处或多处开窗术，晚期合并肝功能损害，有多囊肾、多囊膜等，可行肝移植或肝、肾多脏器联合移植。

# 第二节　肝　脓　肿

## 一、细菌性肝脓肿

### (一)流行病学

细菌性肝脓肿通常指由化脓性细菌引起的感染,故亦称化脓性肝脓肿。本病病原菌可来自胆管疾病(占 16%～40%),门静脉血行感染(占 8%～24%),经肝动脉血行感染报道不一,最多者为 45%,直接感染者少见,隐匿感染占 10%～15%。致病菌以革兰阴性菌最多见,其中 2/3 为大肠埃希菌,粪链球菌和变形杆菌次之;革兰阳性球菌以金黄色葡萄球菌最常见。临床常见多种细菌的混合感染。细菌性肝脓肿 70%～83%发生于肝右叶,这与门静脉分支走行有关。左叶者占 10%～16%;左右叶均感染者为6%～14%。脓肿多为单发且大,多发者较少且小。少数细菌性肝脓肿患者的肺、肾、脑及脾等亦可有小脓肿。尽管目前对本病的认识、诊断和治疗方法都有所改进,但病死率仍为 30%～65%,其中多发性肝脓肿的病死率为 50%～88%,而孤立性肝脓肿的病死率为 12.5%～31%。本病多见于男性,男女比例约为2∶1。但目前的许多报道指出,本病的性别差异已不明显,这可能与女性胆管疾病发生率较高,而胆源性肝脓肿在化脓性肝脓肿发生中占主导地位有关。本病可发生于任何年龄,但中年以上者约占 70%。

### (二)病因

肝由于接受肝动脉和门静脉双重血液供应,并通过胆管与肠道相通,发生感染的机会很多。但是在正常情况下由于肝的血液循环丰富和单核吞噬细胞系统的强大吞噬作用,可以杀伤入侵的细菌并且阻止其生长,不易形成肝脓肿。但是如各种原因导致机体抵抗力下降时,或当某些原因造成胆管梗阻时,入侵的细菌便可以在肝内重新生长引起感染,进一步发展形成脓肿。化脓性肝脓肿是一种继发性病变,病原菌可由下列途径进入肝。

#### 1.胆管系统

这是目前最主要的侵入途径,也是细菌性肝脓肿最常见的原因。当各种原因导致急性梗阻性化脓性胆管炎,细菌可沿胆管逆行上行至肝,形成脓肿。胆管疾病引起的肝脓肿占肝脓肿发病率的21.6%～51.5%,其中肝胆管结石并发肝脓肿更多见。胆管疾病引起的肝脓肿常为多发性,以肝左叶多见。

2.门静脉系统

腹腔内的感染性疾病,如坏疽性阑尾炎、内痔感染、胰腺脓肿、溃疡性结肠炎及化脓性盆腔炎等均可引起门脉属支的化脓性门静脉炎,脱落的脓毒性栓子进入肝形成肝脓肿。近年来由于抗生素的应用,这种途径的感染已大为减少。

3.肝动脉

体内任何部位的化脓性疾病,如急性上呼吸道感染、亚急性细菌性心内膜炎、骨髓炎和痈等,病原菌由体循环经肝动脉侵入肝。当机体抵抗力低下时,细菌可在肝内繁殖形成多发性肝脓肿,多见于小儿败血症。

4.淋巴系统

与肝相邻部位的感染如化脓性胆囊炎、膈下脓肿、肾周围脓肿、胃及十二指肠穿孔等,病原菌可经淋巴系统进入肝,亦可直接侵及肝。

5.肝外伤后继发感染

开放性肝外伤时,细菌从创口进入肝或随异物直接从外界带入肝引发脓肿。闭合性肝外伤时,特别是中心型肝损伤患者,可在肝内形成血肿,易导致内源性细菌感染。尤其是合并肝内小胆管损伤,则感染的机会更高。

6.医源性感染

近年来,由于临床上开展了许多肝脏手术及侵入性诊疗技术,如肝穿刺活检术、经皮肝穿刺胆管造影术(PTC)、内镜逆行胰胆管造影术(ERCP)等,操作过程中有可能将病原菌带入肝形成肝的化脓性感染。肝脏手术时由于局部止血不彻底或术后引流不畅,形成肝内积血积液时均可引起肝脓肿。

7.其他

有一些原因不明的肝脓肿,如隐源性肝脓肿,可能肝内存在隐匿性病变。当机体抵抗力减弱时,隐匿病灶"复燃",病菌开始在肝内繁殖,导致肝的炎症和脓肿。Ranson指出,25%隐源性肝脓肿患者伴有糖尿病。

(三)临床表现

细菌性肝脓肿并无典型的临床表现,急性期常被原发性疾病的症状所掩盖,一般起病较急,全身脓毒性反应显著。

1.寒战和高热

寒战和高热多为最早也是最常见的症状。患者在发病初期骤感寒战,继而高热,热型呈弛张型,体温在38~40 ℃,最高可达 41 ℃,伴有大量出汗,脉率增快,一天数次,反复发作。

**2.肝区疼痛**

由于肝增大和肝被膜急性膨胀,肝区出现持续性钝痛;出现的时间可在其他症状之前或之后,亦可与其他症状同时出现,疼痛剧烈者常提示单发性脓肿;疼痛早期为持续性钝痛,后期可呈剧烈锐痛,随呼吸加重者提示脓肿位于肝膈顶部;疼痛可向右肩部放射,左肝脓肿也可向左肩部放射。

**3.乏力、食欲缺乏、恶心和呕吐**

由于伴有全身毒性反应及持续消耗,患者可出现乏力、食欲缺乏、恶心、呕吐等消化道症状。少数患者还出现腹泻、腹胀及顽固性呃逆等症状。

**4.体征**

肝区压痛和肝增大最常见。右下胸部和肝区叩击痛;若脓肿移行于肝表面,则其相应部位的皮肤呈红肿,且可触及波动性肿块。右上腹肌紧张,右季肋部饱满,肋间水肿并有触痛。左肝脓肿时上述症状出现于剑突下。并发于胆管梗阻的肝脓肿患者常出现黄疸。其他原因的肝脓肿,一旦出现黄疸,表示病情严重,预后不良。少数患者可出现右侧反应性胸膜炎和胸腔积液,可查及肺底呼吸音减弱、啰音和叩诊浊音等。晚期患者可出现腹水,这可能是由于门静脉炎及周围脓肿的压迫影响门静脉循环及肝受损,长期消耗导致营养性低蛋白血症引起。

**(四)诊断**

**1.病史及体征**

在急性肠道或胆管感染的患者中,突然发生寒战、高热、肝区疼痛、压痛和叩击痛等,应高度怀疑本病的可能,做进一步详细检查。

**2.实验室检查**

白细胞计数明显升高,总数达$(1\sim2)\times10^{10}$/L或以上,中性粒细胞在$90\%$以上,并可出现核左移或中毒颗粒,谷丙转氨酶、碱性磷酸酶升高,其他肝功能检查也可出现异常。

**3.B超检查**

B超检查是诊断肝脓肿最方便、简单又无痛苦的方法,可显示肝内液性暗区,区内有"絮状回声"并可显示脓肿部位、大小及距体表深度,并用以确定脓腔部位作为穿刺点和进针方向,或为手术引流提供进路。此外,还可供术后动态观察及追踪随访。能分辨肝内直径2cm以上的脓肿病灶,可作为首选检查方法,其诊断阳性率可达$96\%$以上。

**4.X线片和CT检查**

X线片检查可见肝阴影增大、右侧膈肌升高和活动受限,肋膈角模糊或胸腔少量积液,右下肺不张或有浸润,以及膈下有液气面等。肝脓肿在 CT 图像上均表现为密度减低区,吸收系数介于肝囊肿和肝肿瘤之间。CT 可直接显示肝脓肿的大小、范围、数目和位置,但费用昂贵。

5.其他

如放射性核素肝扫描(包括 ECT)、选择性腹腔动脉造影等对肝脓肿的诊断有一定价值。但这些检查复杂、费时,因此在急性期患者最好选用操作简便、安全、无创伤性的 B 超检查。

**(五)鉴别诊断**

1.阿米巴性肝脓肿

阿米巴性肝脓肿的临床症状和体征与细菌性肝脓肿有许多相似之处,但两者的治疗原则有本质上的差别,前者以抗阿米巴和穿刺抽脓为主,后者以控制感染和手术治疗为主,故在治疗前应明确诊断。阿米巴肝脓肿常有阿米巴肠炎和脓血便的病史,发生肝脓肿后病程较长,全身情况尚可,但贫血较明显。肝显著增大,肋间水肿,局部隆起和压痛较明显。若粪便中找到阿米巴原虫或滋养体,则更有助于诊断。此外,诊断性肝脓肿穿刺液为"巧克力"样,可找到阿米巴滋养体。

2.胆囊炎、胆石症

此类病有典型的右上部绞痛和反复发作的病史,疼痛放射至右肩或肩胛部,右上腹肌紧张,胆囊区压痛明显或触及增大的胆囊,X 线检查无膈肌抬高,运动正常。B 超检查有助于鉴别诊断。

3.肝囊肿合并感染

这些患者多数在未合并感染前已明确诊断。对既往未明确诊断的患者合并感染时,须详细询问病史和仔细检查,亦能加以鉴别。

4.膈下脓肿

膈下脓肿往往有腹膜炎或上腹部手术后感染史,脓毒血症和局部体征较化脓性肝脓肿为轻,主要表现为胸痛,深呼吸时疼痛加重。X 线检查见膈肌抬高、僵硬、运动受限明显,或膈下出现气液平。B 超可发现膈下有液性暗区。但当肝脓肿穿破合并膈下感染者,鉴别诊断就比较困难。

5.原发性肝癌

巨块型肝癌中心区液化坏死而继发感染时易与肝脓肿相混淆。但肝癌患者的病史、发病过程及体征等均与肝脓肿不同,如能结合病史、B 超和 AFP 检测,一般不难鉴别。

6.胰腺脓肿

有急性胰腺炎病史,脓肿症状之外尚有胰腺功能不良的表现;肝无增大,无触痛;B 超及 CT 等影像学检查可辅助诊断并定位。

### (六)并发症

细菌性肝脓肿如得不到及时、有效的治疗,脓肿破溃后向各个脏器穿破可引起严重并发症。右肝脓肿可向膈下间隙穿破形成膈下脓肿;亦可再穿破膈肌而形成脓肿;甚至能穿破肺组织至支气管,脓液从气管排出,形成支气管胸膜瘘;如脓肿同时穿破胆管则形成支气管胆瘘。左肝脓肿可穿破入心包,发生心包积脓,严重者可发生心脏压塞。脓肿可向下穿破入腹腔引起腹膜炎。有少数病例,脓肿穿破入胃、大肠,甚至门脉、下腔静脉等;若同时穿破门静脉或胆管,大量血液由胆管排出十二指肠,可表现为上消化道大出血。细菌性肝脓肿一旦出现并发症,病死率成倍增加。

### (七)治疗

细菌性肝脓肿是一种继发疾病,如能及早重视治疗原发病灶可起到预防的作用。即便在肝脏感染的早期,如能及时给予大剂量抗生素治疗,加强全身支持疗法,也可防止病情进展。

#### 1.药物治疗

对急性期,已形成而未局限的肝脓肿或多发性小脓肿,宜采用此法治疗。即在治疗原发病灶的同时,使用大剂量有效抗生素和全身支持治疗,以控制炎症,促使脓肿吸收自愈。全身支持疗法很重要,由于本病的患者中毒症状严重,全身状况较差,故在应用大剂量抗生素的同时应积极补液,纠正水、电解质紊乱,给予B 族维生素、维生素 C、维生素 K,反复多次输入少量新鲜血液和血浆以纠正低蛋白血症,改善肝功能和输注免疫球蛋白。目前多主张有计划地联合应用抗生素,如先选用对需氧菌和厌氧菌均有效的药物,待细菌培养和药敏结果明确再选用敏感抗生素。多数患者可望治愈,部分脓肿可局限化,为进一步治疗提供良好的前提。多发性小脓肿经全身抗生素治疗不能控制时,可考虑在肝动脉或门静脉内置管滴注抗生素。

#### 2.B 超引导下经皮穿刺抽脓或置管引流术

适用于单个较大的脓肿,在 B 超引导下以粗针穿刺脓腔,抽吸脓液后反复注入生理盐水冲洗,直至抽出液体清亮,拔出穿刺针。亦可在反复冲洗吸净脓液后,置入引流管,以备术后冲洗引流之用,至脓腔直径<1.5 cm 时拔除。这种方

法简便,创伤小,疗效亦满意。特别适用于年老体虚及危重患者。操作时应注意:①选择脓肿距体表最近点穿刺,同时避开胆囊、胸腔或大血管。②穿刺的方向对准脓腔的最大径。③多发性脓肿应分别定位穿刺。但是这种方法并不能完全替代手术,因为脓液黏稠,会造成引流不畅,引流管过粗易导致组织或脓腔壁出血,对多分隔脓腔引流不彻底,不能同时处理原发病灶,厚壁脓肿经抽脓或引流后,脓壁不易塌陷。

3.手术疗法

(1)脓肿切开引流术:适用于脓肿较大或经非手术疗法治疗后全身中毒症状仍然较重或出现并发症者,如脓肿穿入腹腔引起腹膜炎或穿入胆管等。常用的手术途径有以下几种。①经腹腔切开引流术:取右肋缘下斜切口,进入腹腔后,明确脓肿部位,用湿盐水垫保护手术野四周以免脓液污染腹腔。先试穿刺抽得脓液后,沿针头方向用直血管钳插入脓腔,排出脓液,再用手指伸进脓腔,轻轻分离腔内间隔组织,用生理盐水反复冲洗脓腔。吸净后,脓腔内放置双套管负压吸引。脓腔内及引流管周围用大网膜覆盖,引流管自腹壁戳口引出。脓液送细菌培养。这种入路的优点是病灶定位准确,引流充分,可同时探查并处理原发病灶,是目前临床最常用的手术方式。②腹膜外脓肿切开引流术:位于肝右前叶和左外叶的肝脓肿,与前腹膜已发生紧密粘连,可采用前侧腹膜外入路引流脓液。方法是做右肋缘下斜切口或右腹直肌切口,在腹膜外间隙,用手指推开肌层直达脓肿部位。此处腹膜有明显的水肿,穿刺抽出脓液后处理方法同上。③后侧脓肿切开引流术:适用于肝右叶膈顶部或后侧脓肿。患者左侧卧位,左侧腰部垫一沙袋。沿右侧第12肋稍偏外侧做一切口,切除一段肋骨,在第1腰椎棘突水平的肋骨床区做一横切口,显露膈肌,有时需将膈肌切开到达肾后脂肪囊区。用手指沿肾后脂肪囊向上分离,显露肾上极与肝下面的腹膜后间隙直达脓肿。将穿刺针沿手指方向刺入脓腔,抽得脓液后,用长弯血管钳顺穿刺方向插入脓腔,排出脓液。用手指扩大引流口,冲洗脓液后,置入双套管或多孔乳胶管引流,切口部分缝合。

(2)肝叶切除术适用于:①病期长的慢性厚壁脓肿,切开引流后脓肿壁不塌陷,长期留有无效腔,伤口经久不愈合者。②肝脓肿切开引流后,留有窦道长期不愈者。③合并某肝段胆管结石,因肝内反复感染、组织破坏、萎缩,失去正常生理功能者。④肝左外叶内多发脓肿致使肝组织严重破坏者。肝叶切除治疗肝脓肿应注意术中避免炎性感染扩散到术野或腹腔,特别对肝断面的处理要细致妥善,术野的引流要通畅,一旦局部感染,将导致肝断面的胆瘘、出血等并发症。肝脓肿急诊切除肝叶,有使炎症扩散的危险,应严格掌握手术指征。

### (八)预后

本病的预后与年龄、身体素质、原发病、脓肿数目、治疗及时与合理及有无并发症等密切相关。有人报道多发性肝脓肿的病死率明显高于单发性肝脓肿。年龄超过 50 岁者的病死率为 79%,而 50 岁以下则为 53%。手术病死率为 10%~33%。全身情况较差,肝明显损害及合并严重并发症者预后较差。

## 二、阿米巴性肝脓肿

### (一)流行病学

阿米巴性肝脓肿是肠阿米巴病最多见的主要并发症。本病常见于热带与亚热带地区。好发于 20~50 岁的中青年男性,男女比例约为 10:1。脓肿以肝右后叶最多见,占 90% 以上,左叶不到 10%,左右叶并发者亦不罕见。脓肿单腔者为多。国内临床资料统计,肠阿米巴病并发肝脓肿者占 1.8%~20%,最高者可达 67%。综合国内外报道 4 819 例中,男性为 90.1%,女性为 9.9%。农村高于城市。

### (二)病因

阿米巴性肝脓肿是由溶组织阿米巴原虫所引起,有的在阿米巴痢疾期间形成,有的发生于痢疾之后数周或数月。据统计,60% 发生在阿米巴痢疾后 4~12 周,但也有在长达 20~30 年或之后发病者。溶组织阿米巴是人体唯一的致病型阿米巴,在其生活史中主要有滋养体型和虫卵型。前者为溶组织阿米巴的致病型,寄生于肠壁组织和肠腔内,通常可在急性阿米巴痢疾的粪便中查到,在体外自然环境中极易破坏死亡,不易引起传染;虫卵仅在肠腔内形成,可随粪便排出,对外界抵抗力较强,在潮湿低温环境中可存活 12 天,在水中可存活 9~30 天,在低温条件下其寿命可为 6~7 周。虽然没有侵袭力,但为重要的传染源。当人吞食阿米巴虫卵污染的食物或饮水后,在小肠下段,由于碱性肠液的作用,阿米巴原虫脱卵而出并大量繁殖成为滋养体,滋养体侵犯结肠黏膜形成溃疡,常见于盲肠、升结肠等处,少数侵犯乙状结肠和直肠。寄生于结肠黏膜的阿米巴原虫,分泌溶组织酶,消化溶解肠壁上的小静脉,阿米巴滋养体侵入静脉,随门静脉血流进入肝;也可穿过肠壁直接或经淋巴管到达肝内。进入肝的阿米巴原虫大多数被肝内单核-吞噬细胞消灭;仅当侵入的原虫数目多、毒力强而机体抵抗力降低时,其存活的原虫即可繁殖,引起肝组织充血炎症,继而原虫阻塞门静脉末梢,造成肝组织局部缺血坏死;又因原虫产生溶组织酶,破坏静脉壁,溶解肝组织而形成脓肿。

**(三)临床表现**

本病的发展过程一般比较缓慢,急性阿米巴肝炎期较短暂,如不能及时治疗,继之为较长时期的慢性期。其发病可在肠阿米巴病数周至数年之后,甚至可长达30年后才出现阿米巴性肝脓肿。

**1.急性肝炎期**

在肠阿米巴病过程中,出现肝区疼痛、肝增大、压痛明显,伴有体温升高(持续在38~39℃),脉速、大量出汗等症状亦可出现。此期如能及时、有效治疗,炎症可得到控制,避免脓肿形成。

**2.肝脓肿期**

临床表现取决于脓肿的大小、位置、病程长短及有无并发症等。但大多数患者起病比较缓慢,病程较长,此期间主要表现为发热、肝区疼痛及肝增大等。

(1)发热:大多起病缓慢,持续发热(38~39℃),常以弛张热或间歇热为主;在慢性肝脓肿患者体温可正常或仅为低热;如继发细菌感染或其他并发症时,体温可高达40℃以上;常伴有畏寒、寒战或多汗。体温大多晨起低,在午后上升,夜间热退时有大汗淋漓;患者多有食欲缺乏、腹胀、恶心、呕吐,甚至腹泻、痢疾等症状;体重减轻、虚弱乏力、消瘦、精神不振、贫血等亦常见。

(2)肝区疼痛:常为持续性疼痛,偶有刺痛或剧烈疼痛;疼痛可随深呼吸、咳嗽及体位变化而加剧。疼痛部位因脓肿部位而异,当脓肿位于右膈顶部时,疼痛可放射至右肩胛或右腰背部;也可因压迫或炎症刺激右膈肌及右下肺而导致右下肺肺炎、胸膜炎,产生气急、咳嗽、肺底湿啰音等。如脓肿位于肝的下部,可出现上腹部疼痛症状。

(3)局部水肿和压痛:较大的脓肿可出现右下胸、上腹部膨隆,肋间饱满,局部皮肤水肿发亮,肋间隙因皮肤水肿而消失或增宽,局部压痛或叩痛明显。右上腹部可有压痛、肌紧张,有时可扪及增大的肝脏或肿块。

(4)肝增大:肝往往呈弥漫性增大,病变所在部位有明显的局限性压痛及叩击痛。右肋缘下常可扪及增大的肝,下缘钝圆有充实感,质中坚,触痛明显,且多伴有腹肌紧张。部分患者的肝有局限性波动感,少数患者可出现胸腔积液。

(5)慢性病例:慢性期疾病可迁延数月甚至1~2年。患者呈消瘦、贫血和营养性不良性水肿甚至胸腔积液和腹水;如不继发细菌性感染,发热反应可不明显。上腹部可扪及增大坚硬的包块。少数患者由于巨大的肝脓肿压迫胆管或肝细胞损害而出现黄疸。

### (四)并发症

**1.继发细菌感染**

继发细菌感染多见于慢性病例,致病菌以金黄色葡萄球菌和大肠埃希菌多见。患者表现为症状明显加重,体温上升至 40 ℃ 以上,呈弛张热,白细胞计数升高,以中性粒细胞为主,抽出的脓液为黄色或黄绿色,有臭味,光镜下可见大量脓细胞。但用抗生素治疗难以奏效。

**2.脓肿穿破**

巨大脓肿或表面脓肿易向邻近组织或器官穿破。向上穿破膈下间隙形成膈下脓肿;穿破膈肌形成脓胸或肺脓肿;也有穿破支气管形成肝-支气管瘘,常突然咳出大量棕色痰,伴胸痛、气促,胸部 X 线检查可无异常,脓液自气管咳出后,增大的肝可缩小;肝右叶脓肿可穿破至心包,呈化脓性心包炎表现,严重时引起心脏压塞;穿破胃时,患者可呕吐出血液及褐色物;肝右下叶脓肿可与结肠粘连并穿入结肠,表现为突然排出大量棕褐色黏稠脓液,腹痛轻,无里急后重症状,肝迅速缩小,X 线显示肝脓肿区有积气影;穿破至腹腔引起弥漫性腹膜炎。Warling 等报道 1 122 例阿米巴性肝脓肿,破溃 293 例,其中穿入胸腔 29%,肺 27%,心包 15.3%,腹腔 11.9%,胃 3%,结肠 2.3%,下腔静脉 2.3%,其他 9.25%。国内资料显示,发生破溃的 276 例中,破入胸腔37.6%,肺 27.5%,支气管 10.5%,腹腔 16.6%,其他 7.6%。

**3.阿米巴原虫血行播散**

阿米巴原虫经肝静脉、下腔静脉到肺,也可经肠道至静脉或淋巴道入肺,双肺呈多发性小脓肿。在肝或肺脓肿的基础上易经血液循环至脑,形成阿米巴性脑脓肿,其病死率极高。

### (五)辅助检查

**1.实验室检查**

(1)血液常规检查:急性期白细胞总数可达$(10\sim20)\times10^9/L$,中性粒细胞在 80% 以上,明显升高者应怀疑合并有细菌感染。慢性期白细胞计数升高不明显。病程长者贫血较明显,血沉可增快。

(2)肝功能检查:多数在正常范围内,偶见谷丙转氨酶、碱性磷酸酶升高,清蛋白下降。少数患者血清胆红素可升高。

(3)粪便检查:仅供参考,因为阿米巴包囊或原虫阳性率不高,仅少数患者的新鲜粪便中可找到阿米巴原虫,国内报道阳性率约为14%。

(4)血清补体结合试验:对诊断阿米巴病有较大价值。有报道结肠阿米巴期的阳性率为15.5%,阿米巴肝炎期为83%,肝脓肿期可为92%~98%,且可发现隐匿性阿米巴肝病,治疗后即可转阴。但由于在流行区内无症状的带虫者和非阿米巴感染的患者也可为阳性,故诊断时应结合具体患者进行分析。

2.超声检查

B超检查对肝脓肿的诊断有肯定的价值,准确率在90%以上,能显示肝脓性暗区。同时B超定位有助于确定穿刺或手术引流部位。

3.X线检查

由于阿米巴性肝脓肿多位于肝右叶膈面,故在X线透视下可见到肝阴影增大,右膈肌抬高,运动受限或横膈呈半球形隆起等征象。有时还可见胸膜反应或积液,肺底有云雾状阴影等。此外,如在X线片上见到脓腔内有液气面,则对诊断有重要意义。

4.CT检查

CT检查可见脓肿部位呈低密度区,造影强化后脓肿周围呈环形密度增高带影,脓腔内可有气液平面。囊肿的密度与脓肿相似,但边缘光滑,周边无充血带;肝肿瘤的CT值明显高于肝脓肿。

5.放射性核素肝扫描

放射性核素肝扫描可发现肝内有占位性病变,即放射性缺损区,但直径<2 cm的脓肿或多发性小脓肿易被漏诊或误诊,因此仅对定位诊断有帮助。

6.诊断性穿刺抽脓

这是确诊阿米巴肝脓肿的主要证据,可在B超引导下进行。典型的脓液呈巧克力色或咖啡色,黏稠无臭味。脓液中查滋养体的阳性率很低(为3%~4%),若将脓液按每毫升加入链激酶10 U,在37 ℃条件下孵育30分钟后检查,可提高阳性率。从脓肿壁刮下的组织中,几乎都可找到活动的阿米巴原虫。

7.诊断性治疗

如上述检查方法未能确定诊断,可试用抗阿米巴药物治疗。如果治疗后体温下降,肿块缩小,诊断即可确立。

**(六)诊断及鉴别诊断**

对中年男性患有长期不规则发热、出汗、食欲缺乏、体质虚弱、贫血、肝区疼痛、肝增大并有压痛或叩击痛,特别是伴有痢疾史时,应疑为阿米巴性肝脓肿。但缺乏痢疾史,也不能排除本病的可能性,因为40%阿米巴肝脓肿患者可无阿米巴痢疾史,应结合各种检查结果进行分析。应与以下疾病相鉴别。

1.原发性肝癌

同样有发热、右上腹痛和肝大等,但原发性肝癌常有传染性肝炎病史,并且合并肝硬化占 80% 以上,肝质地较坚硬,并有结节。结合 B 超检查、放射性核素肝扫描、CT、肝动脉造影及 AFP 检查等,不难鉴别。

2.细菌性肝脓肿

细菌性肝脓肿病程急骤,脓肿以多发性为主,且全身脓毒血症明显,一般不难鉴别(表 3-1)。

表 3-1 细菌性肝脓肿与阿米巴性肝脓肿的鉴别

| 鉴别点 | 细菌性肝脓肿 | 阿米巴性肝脓肿 |
| --- | --- | --- |
| 病史 | 常先有腹内或其他部位化脓性疾病,但近半数不明 | 40%～50% 有阿米巴痢疾或"腹泻"史 |
| 发病时间 | 与原发病相连续或隔数天至 10 天 | 与阿米巴痢疾相隔 1～2 周,数月至数年 |
| 病程 | 发病急并突然,脓毒症状重,衰竭发生较快 | 发病较缓,症状较轻,病程较长 |
| 肝 | 肝增大一般不明显,触痛较轻,一般无局部隆起,脓肿多发者多 | 增大与触痛较明显,脓肿多为单发且大,常有局部隆起 |
| 血液检查 | 白细胞和中性粒细胞计数显著增高,少数血细菌培养阳性 | 血细胞计数增高不明显,血细菌培养阴性,阿米巴病血清试验阳性 |
| 粪便检查 | 无溶组织阿米巴包囊或滋养体 | 部分患者可查到溶组织内阿米巴滋养体 |
| 胆汁 | 无阿米巴滋养体 | 多数可查到阿米巴滋养体 |
| 肝穿刺 | 黄白或灰白色脓液能查到致病菌,肝组织为化脓性病变 | 棕褐色脓液可查到阿米巴滋养体,无细菌,肝组织可有阿米巴滋养体 |
| 试验治疗 | 抗阿米巴药无效 | 抗阿米巴药有效 |

3.膈下脓肿

膈下脓肿常继发于腹腔继发性感染,如溃疡病穿孔、阑尾炎穿孔或腹腔手术之后。本病全身症状明显,但腹部体征轻;X 线检查肝向下推移,横膈普遍抬高和活动受限,但无局限性隆起,可在膈下发现液气面;B 超提示膈下液性暗区而肝内则无液性区;放射性核素肝扫描不显示肝内有缺损区;MRI 检查在冠状切面上能显示位于膈下与肝间隙内有液性区,而肝内正常。

4.胰腺脓肿

本病早期为急性胰腺炎症状。脓毒症状之外可有胰腺功能不良,如糖尿、粪便中有未分解的脂肪和未消化的肌纤维。肝增大亦甚轻,无触痛。胰腺脓肿时膨胀的胃挡在病变部前面。B超扫描无异常所见,CT可帮助定位。

**(七)治疗**

本病的病程长,患者的全身情况较差,常有贫血和营养不良,故应加强营养和支持疗法,给予高糖类、高蛋白、高维生素和低脂肪饮食,必要时可补充血浆及蛋白,同时给予抗生素治疗,最主要的是应用抗阿米巴药物,并辅以穿刺排脓,必要时采用外科治疗。

1.药物治疗

(1)甲硝唑:为首选治疗药物,视病情可给予口服或静脉滴注,该药疗效好,毒性小,疗程短,除妊娠早期均可适用,治愈率70%～100%。

(2)依米丁:由于该药毒性大,目前已很少使用。对阿米巴滋养体有较强的杀灭作用,可根治肠内阿米巴慢性感染。本品毒性大,可引起心肌损害、血压下降、心律失常等。此外,还有胃肠道反应、肌无力、神经闪痛、吞咽和呼吸肌麻痹。故在应用期间,每天测量血压。若发现血压下降应停药。

(3)氯喹:本品对阿米巴滋养体有杀灭作用。口服后肝内浓度高于血液200～700倍,毒性小,疗效佳,适用于阿米巴性肝炎和肝脓肿。成人口服第1天、第2天每天0.6 g,以后每天服0.3 g,3～4周为1个疗程,偶有胃肠道反应、头痛和皮肤瘙痒。

2.穿刺抽脓

经药物治疗症状无明显改善者,或脓腔大或合并细菌感染病情严重者,应在抗阿米巴药物应用的同时,进行穿刺抽脓。穿刺应在B超检查定位引导下和局部麻醉后进行,取距脓腔最近部位进针,严格无菌操作。每次尽量吸尽脓液,每隔3～5天重复穿刺,穿刺术后应卧床休息。如合并细菌感染,穿刺抽脓后可于脓腔内注入抗生素。近年来也加用脓腔内放置塑料管引流,收到良好疗效。患者体温正常,脓腔缩小为5～10 mL后,可停止穿刺抽脓。

3.手术治疗

常用术式有两种。

(1)切开引流术:下列情况可考虑该术式。①经抗阿米巴药物治疗及穿刺抽脓后症状无改善者。②脓肿伴有细菌感染,经综合治疗后感染不能控制者。③脓肿穿破至胸腔或腹腔,并发脓胸或腹膜炎者。④脓肿深在或由于位置不好不宜穿刺排脓治疗者。⑤左外叶肝脓肿,抗阿米巴药物治疗不见效,穿刺易损伤腹腔脏器或污染腹腔者。在切开排脓后,脓腔内放置多孔乳胶引流管或双套管持续负压吸引。引流管一般在无脓液引出后拔除。

（2）肝叶切除术：对慢性厚壁脓肿，引流后腔壁不易塌陷者，遗留难以愈合的无效腔和窦道者，可考虑做肝叶切除术。手术应与抗阿米巴药物治疗同时进行，术后继续抗阿米巴药物治疗。

### （八）预后

本病预后与病变的程度、脓肿大小、有无继发细菌感染或脓肿穿破及治疗方法等密切相关。根据国内报道，抗阿米巴药物治疗加穿刺抽脓，病死率为7.1%，但在兼有严重并发症时，病死率可增加1倍多。本病是可以预防的，主要在于防止阿米巴痢疾的感染。只要加强粪便管理，注意卫生，对阿米巴痢疾进行彻底治疗，阿米巴肝脓肿是可以预防的；即使进展到阿米巴肝炎期，如能早期诊断、及时彻底治疗，也可预防肝脓肿的形成。

# 第三节　肝棘球蚴病

### 一、概述

肝棘球蚴病是由棘球蚴绦虫（犬绦虫）的蚴虫（棘球蚴）侵入肝脏而引起的寄生虫性囊性病变，为牧区常见的人畜共患的寄生虫病，分为单房性棘球蚴病（棘球蚴囊肿）和泡状棘球蚴病（滤泡型肝棘球蚴病）两类。前者多见，分布广泛，多见于我国西北和西南牧区。本病可发生于任何年龄和性别，但以学龄前儿童最易感染。当人食用被虫卵污染的水或食物，即被感染。棘球蚴可在人体各器官生长，但以肝脏受累最为常见，约占70%，其次为肺（约20%）。

### 二、病因及流行病学

棘球蚴病是一种人畜共患病，在我国西部牧区及相邻地区流行，且历史悠久，因为发病缓慢，常常得不到重视和及时治疗，严重威胁人民健康，在中国五大牧区之一的新疆，棘球蚴病分布全区。人群棘球蚴病患病率为0.6%～5.2%。在北疆地区绵羊棘球蚴的平均感染率为50%，个别地区成年绵羊棘球蚴感染率几乎达到100%；南疆地区绵羊平均感染率为30%；全疆牛棘球蚴感染率40%，骆驼感染率60%，猪感染率30%，犬的感染率平均为30%。有关部门1987年在北疆某地一个乡调查 7～14 岁中小学生 319 名,棘球蚴病患病率 0.94%,1999 年同地调查 404 名同龄学生,患病率上升到 2%。甘肃省畜间棘球蚴在高发区牛、羊的平均感染率达到 70%～80%,个别乡镇牲畜感染率高达 100%;感染率在 20% 以上的县占全省总县数的 32.55%;家犬感染率为 36.84%,而 60 年代家犬棘球蚴感染率为 10.11%。青海省和西藏的高原牧区畜间棘球蚴感染率同样呈高发水平。本病可发生于任何年龄及性别,但最常见的为 20～40 岁的青壮年,男女发病率差异不大。

### 三、病理及病理生理学

棘球蚴绦虫(犬绦虫)最主要的终宿主是犬,中间宿主主要为羊、牛、马,人也可以作为中间宿主。成虫寄生于犬的小肠上段,以头节上的吸盘和小钩固着小肠黏膜上,孕节或虫卵随粪便排出,污染周围环境,如牧场、畜舍、土壤、蔬菜、水源及动物皮毛等,孕节或虫卵被人或多种食草类家畜等中间宿主吞食后,在小肠中卵内六钩蚴孵出,钻入肠壁血管,随血循环至肝、肺等器官,经 5 个月左右逐渐发育为棘球蚴。棘球蚴生长缓慢,需 5～10 年才达到较大程度。棘球蚴的大小和发育程度不同,囊内原头蚴的数量也不等,可由数千至数万,甚至数百万个。原头蚴在中间宿主体内播散会形成新的棘球蚴,进入终宿主体内则可发育为成虫。

六钩蚴在其运行中可引起一过性的炎性改变,其主要危害是形成棘球蚴囊,棘球蚴囊最常定位于肝。其生长缓慢,5～10 年可达到巨大。棘球蚴囊周围有类上皮细胞、异物巨细胞、嗜酸性粒细胞浸润及成纤维细胞增生,最终形成纤维性包膜(外囊)。棘球蚴囊壁分为两层,内层为生发层,由单层或多层的生发细胞构成,有很强的繁殖能力。生成层细胞增生,形成无数的小突起,为生发囊,其内含有头节。生发囊脱落于囊中称为子囊。棘球蚴囊壁的外层为角质层,呈白色半透明状,如粉皮,具有吸收营养及保护生发层的作用,镜下红染平行的板层状结构,棘球蚴囊内含无色或微黄色体液,液量可达数千毫升,甚至 20 000 mL。囊液中的蛋白质含有抗原体。囊壁破裂后可引起局部变态反应,严重者可发生过敏性休克。棘球蚴囊肿由于退化、感染等,囊可以逐渐吸收变为胶冻样,囊壁可发生钙化。

泡状棘球蚴病较少见,主要侵犯肝脏。其虫体较短,泡状蚴不形成大囊泡,而成海绵状,囊周不形成纤维包膜,与周围组织分界不清,囊泡内为豆腐渣样蚴体碎屑和小泡,囊泡间的肝组织常发生凝固性坏死,病变周围肝组织常有肝细胞萎缩、变性、坏死及淤胆现象。最终可致肝硬化、门静脉高压和肝功能衰竭。

**四、临床表现**

**(一)症状**

患者常有多年病史,就诊年龄以 20～40 岁居多。早期症状不明显,可仅仅表现为肝区及上腹部不适,或因偶尔发现上腹部肿块始引起注意,较难与其他消化系统疾病相鉴别。随着肿块增大压迫胃肠道时,可出现上腹部肿块、肝区的轻微疼痛、坠胀感、上腹部饱胀及食欲减退、恶心、呕吐等症状;当肝棘球蚴囊肿压迫胆管时,出现胆囊炎、胆管炎及阻塞性黄疸等;压迫门静脉可有脾大、腹水。出现毒性和变态反应时表现为消瘦、体重下降、皮肤瘙痒、荨麻疹、血管神经性水肿等,甚至过敏性休克。

肝棘球蚴病主要的并发症有二:一是囊肿破裂;二是继发细菌感染。棘球蚴囊肿可因外伤或误行局部穿刺而破入腹腔,突然发生腹部剧烈疼痛、腹部肿块骤然缩小或消失,伴有皮肤瘙痒、荨麻疹、胸闷、恶心、腹泻等变态反应,严重时发生休克。溢入腹腔内的生发层、头节、子囊经数月后,又逐渐发育成多发性棘球蚴囊肿。若囊肿破入肝内胆管,由于破碎囊膜或子囊阻塞胆道,合并感染,可反复出现寒热、黄疸和右上腹绞痛等症状。有时粪便内可找到染黄的囊膜和子囊。继发细菌感染时,主要为细菌性肝脓肿的症状,表现为起病急、寒战、高热、肝区疼痛等。但因有厚韧的外囊,故全身中毒症状一般较轻。囊肿可破入胸腔,表现为脓胸,比较少见。

**(二)体征**

早期体征较少。肝棘球蚴囊肿体积增大,腹部检查可见到右肋缘稍膨隆或上腹部有局限性隆起。囊肿位于肝上部,可将肝向下推移,可触及肝脏;囊肿如在肝下缘,则可扪及与肝相连的肿块,肿块呈圆形,表面光滑,边界清楚,质坚韧,有弹性感,随呼吸上下移动,一般无压痛。叩之震颤即棘球蚴囊肿震颤征;囊肿压迫胆道或胆道内种植时,可出现黄疸;囊肿压迫门静脉和下腔静脉,可出现腹水、脾大和下肢水肿等。囊肿破裂入腹腔,则有腹膜炎的体征。

### 五、辅助检查

#### (一)实验室检查

(1)嗜酸性粒细胞计数:升高,通常为 4%～12%。囊肿破裂尤其是破入腹腔者,嗜酸性粒细胞显著升高,有时可达 30%以上。

(2)棘球蚴囊液皮内实验(Casoni 试验):是用手术中获得的透明的棘球蚴囊液,滤去头节,高压灭菌后作为抗原,一般用 1:(10～100)等渗盐水稀释液 0.2 mL 做皮内注射,形成直径为 0.3～0.5 cm 的皮丘,15 分钟后观察结果。皮丘扩大或周围红晕直径超过 2 cm 者为阳性。如在注射6～24 小时后出现阳性反应者为延迟反应,仍有诊断价值,阳性者提示该患者感染棘球蚴。本试验阳性率可达 90%～93%,泡状棘球蚴病阳性率更高。囊肿破裂或并发感染时阳性率增高;包囊坏死或外囊钙化可转为阴性;手术摘除包囊后阳性反应仍保持 2 年左右。肝癌、卵巢癌及结核包块等可有假阳性。

(3)补体结合试验:阳性率为 80%～90%,若棘球蚴已死或棘球蚴囊肿破裂,则此试验不可靠。但此法有助于判断疗效。切除囊肿 2～6 个月后,此试验转为阴性。若手术 1 年后补体结合试验仍呈阳性,提示体内仍有棘球蚴囊肿残留。

(4)间接血凝法试验:特异性较高,罕见假阳性反应,阳性率为 81%,摘除包囊 1 年以上,常转为阴性。可借此判定手术效果及有无复发。

(5)ABC-ELISA 法:即亲和素-生物素-酶复合物酶联免疫吸附试验,特异性和敏感性均较好。

(6)Dot-ELISA 法:操作简单,观察容易,适合基层使用。

#### (二)影像学检查

(1)X 线检查:可显示为圆形、密度均匀、边缘整齐的阴影,或有弧形钙化囊壁影。肝顶部囊肿可见到横膈抬高,活动度受限,亦可有局限性隆起,肝影增大。位于肝前下部的囊肿,胃肠道钡餐检查可显示胃肠道受压移位。

(2)B 超:表现为液性暗区,边缘光滑,界限清晰,外囊壁肥厚钙化时呈弧形强回声并伴有声影有时暗区内可见漂浮光点反射。超声波检查可清楚地显示并确定囊肿的部位、大小及其与周围组织的关系,有时可发现子囊的反射波。对肝棘球蚴病有重要的诊断意义,也是肝棘球蚴囊肿的定位诊断方法。对肝泡状棘球蚴病需要结合病史及 Casoni 试验进行诊断。

(3)CT:可明确显示囊肿大小、位置及周围器官有无受压等。

### 六、诊断

本病主要依据疫区或动物接触史及临床表现做出诊断,棘球蚴对人体的危害以机械损害为主。由于其不断生长,压迫周围组织器官,引起细胞萎缩、死亡。同时,因棘球蚴液溢出或渗出,可引起过敏性反应。症状重、体征少是其主要特点。

凡有牧区居住或与狗、羊等动物接触史者,上腹部出现缓慢生长的肿瘤而全身情况良好的患者,应考虑本病的可能性。凡是怀疑有肝棘球蚴病的患者,严禁行肝穿刺,因囊中内压升高,穿刺容易造成破裂和囊液外溢,导致严重的并发症。

诊断需注意以下几点。

#### (一)病史及体征

早期临床表现不明显,往往不易发觉。在询问病史时应了解患者居住地区,是否有与狗、羊等接触史,除以上临床症状,体征外,需进行以下检查。

#### (二)X线检查

肝顶部囊肿可见到横膈升高,活动度受限,亦可有局限性隆起,肝影增大。有时可显示圆形,密度均匀,边缘整齐的阴影,或有弧形囊壁钙化影。

#### (三)棘球蚴皮内试验(Casoni试验)

棘球蚴皮内试验(Casoni试验)为肝棘球蚴的特异性试验,阳性率达90%～95%,有重要的诊断价值。肝癌、卵巢癌及结核包块等曾见有假阳性。

#### (四)超声波检查

超声波检查能显示囊肿的大小和所在的部位,有时可发现子囊的反射波。

#### (五)同位素肝扫描

同位素肝扫描可显示轮廓清晰的占位性病变。

### 七、鉴别诊断

肝棘球蚴囊肿诊断确定后,应同时检查其他部位尤其是肺有无棘球蚴囊肿的存在。本病主要与以下疾病鉴别。

#### (一)肝脓肿

细菌性肝脓肿常继发于胆道感染或其他化脓性疾病,多起病急骤,全身中毒症状重,寒战、高热,白细胞计数明显升高,血细菌培养可阳性。阿米巴肝脓肿多继发于阿米巴痢疾后,起病较慢,全身中毒轻,常有不规则发热及盗汗,如无继发感染,血培养阴性,而脓液为特征性的棕褐色,无臭味,镜检可找到阿米巴滋养体。

### (二)原发性肝癌

早期可仅有乏力、腹胀及食欲减退,难以鉴别,但进行性消瘦为其特点之一,同时常有肝区持续性钝痛、刺痛或胀痛。追问既往病史很重要,肝棘球蚴病常有流行区居住史。血清甲胎蛋白(AFP)测定有助于诊断。

### (三)肝海绵状血管瘤

瘤体较小时可无任何症状,增大后常表现为肝大压迫邻近器官,引起上腹部不适、腹痛及腹胀等,多无发热及全身症状。通过 B 超、肝动脉造影、CT、MRI 或放射性核素肝血池扫描等检查,不难诊断。

### (四)非寄生虫性肝囊肿

有先天性、创伤性、炎症性及肿瘤性之分。以先天性多见,多发者又称多囊肝。早期无症状,囊肿增大到一定程度,可产生压迫症状。B 超可作为首选的诊断及鉴别方法。

## 八、治疗

肝棘球蚴病的治疗目前仍以外科手术为主,对不适合手术者,可行药物治疗。

### (一)非手术治疗

1.应用指征

早期较小、不能外科手术治疗或术后复发经多次手术不能根治的棘球蚴,也可作为防止播散于手术前应用。

2.药物选择及方法

可试用阿苯达唑每次 400～600 mg,每天 3 次,21～30 天为 1 个疗程;或甲苯达唑,常用剂量200～400 mg/d,21～30 天为 1 个疗程,持续 8 周,此药能通过弥散作用透入棘球蚴囊膜,对棘球蚴的生发细胞、育囊和头节有杀灭作用,长期服药可使棘球蚴囊肿缩小或消失,囊肿萎陷和完全钙化率 40%～80%。新的苯丙咪唑药物丙硫达唑更容易被胃肠道吸收,对细粒棘球蚴合并感染的病例更有效。常用剂量200～400 mg/d,共 6 周。也可选用吡喹酮等药物治疗。

3.PAIR 疗法

在超声波引导下穿刺-抽吸-灌洗-再抽吸方法,疗效显著。

**（二）手术治疗**

手术治疗是肝棘球蚴囊肿主要的治疗方法，可根据囊肿有无并发症而采用不同的手术方法。为了预防一旦在术中发生囊肿破裂，囊液溢入腹腔引起过敏性休克，可在术前静脉滴注氢化可的松 100 mg。

1.手术原则

彻底清除内囊，防止囊液外溢，消除外囊残腔和预防感染。

2.手术方法

（1）单纯内囊摘除术。①适应证：适用于无并发症（即囊肿感染和囊肿破裂）者。②手术要点：显露棘球蚴囊肿后，用碘伏纱布或厚纱布垫将手术区与切口和周围器官隔离，以免囊内容物污染腹腔导致过敏性休克。用粗针头穿刺囊肿抽尽囊液，在无胆瘘的情况下，向囊内注入 30％氯化钠溶液或 10％的甲醛溶液，保留 5 分钟，以杀死头节，如此反复 2～3 次，抽空囊内液体（注：上述溶液也可用碘伏溶液代替）。如囊内液体黏稠，可用刮匙刮除。然后切开外囊壁，取尽内囊，并用浸有 30％氯化钠溶液或 10％甲醛溶液的纱布擦抹外囊壁，以破坏可能残留的生发层、子囊和头节，再以等渗盐水冲洗干净。最后将外囊壁内翻缝合。如囊腔较大，不易塌陷，可将大网膜填入以消灭囊腔。

（2）内囊摘除加引流术。①适应证：棘球蚴囊肿合并感染或发生胆瘘。②手术要点：在内囊摘除的基础上，在腔内置多孔或双套管负压吸引引流。如感染严重，残腔大，引流量多，外囊壁厚而不易塌陷时，可在彻底清除内囊及内容物后，行外囊与空肠侧 Y 形吻合建立内引流。③注意事项：引流的同时应用敏感抗生素；当引流量减少、囊腔基本消失后开始拔管。

（3）肝切除术。①适应证：单发囊肿体积巨大、囊壁坚厚或钙化不易塌陷，局限于半肝内，而且患侧肝组织已萎缩；限于肝的一叶、半肝内的多发性囊肿和肝泡状棘球蚴病者；引流后囊腔经久不愈，遗留瘘管；囊肿感染后形成厚壁的慢性囊肿。②手术方法：根据囊腔的位置和大小，可考虑做肝部分切除或肝叶切除。

（4）囊肿并发破裂后的处理：囊肿破裂后所产生的各种并发症或同时伴有门静脉高压者，也称为复杂性囊肿。此时处理原则是首先治疗并发症，应尽量吸除腹腔内的囊液和囊内容物，并放置橡胶管引流盆腔数天。然后，根据病情针对肝棘球蚴囊肿进行根治性手术。对囊肿破入胆管内伴有胆道梗阻的患者，应切开胆总管，清除棘球蚴囊内容物，并做胆总管引流。术中应同时探查并处理肝棘球蚴囊肿。

3.术后并发症及处理

(1)胆瘘:囊液呈黄色者表示存在胆瘘,应将其缝合,并在缝合外囊壁残腔的同时,在腔内置多孔或双套管引流。

(2)继发性棘球蚴病:多由手术残留所致,可再次手术或改用药物治疗。

(3)遗留长期不愈的窦道:可行窦道造影,了解窦道的形态、走向及与病灶的关系,行肝部分切除或肝叶切除。

# 第四节 原发性肝癌

肝癌即肝脏恶性肿瘤,可分为原发性和继发性两大类。原发性肝脏恶性肿瘤起源于肝脏的上皮或间叶组织,前者称为原发性肝癌,是我国高发的,危害极大的恶性肿瘤;后者称为肉瘤,与原发性肝癌相比较为少见。继发性或称转移性肝癌系指全身多个器官起源的恶性肿瘤侵犯至肝脏。一般多见于胃、胆道、胰腺、结直肠、卵巢、子宫、肺、乳腺等器官恶性肿瘤的肝转移。近年,肝癌外科治疗的主要进展包括早期切除、难切部位肝癌的一期切除和再切除、不能切除肝癌的二期切除、姑息性外科治疗、肝移植等。小肝癌治疗已由单一切除模式转变为切除为主的多种方法的合理选用。

## 一、流行病学

### (一)发病率

原发性肝癌较之继发性肝癌虽为罕见,但在我国其实际发病率却远较欧美为高。据 Charache 统计:美洲原发性肝癌与继发性肝癌之比例在 1∶(21～64),Bockus 估计则在 1∶40 左右;但在我国,原发性肝癌与继发性肝癌之比则通常在 1∶(2～4)。

患者大多为男性,其与女性之比为(6～10)∶1。患者之年龄则多在中年前后,以 30～50 岁最多见,20～30 岁者次之,其发病年龄较一般癌瘤为低。文献中报道的原发性肝癌,最幼患者仅为 4 个月的婴儿。徐品琏等报道,男女之比为3.3∶1,年龄最小者为 12 岁,最大者 70 岁,绝大多数患者(50/57 例,87.7%)在30～59 岁。

## (二)病因

不同地区肝癌的致病因素不尽相同。在我国病毒性肝炎(乙型和丙型)、食物黄曲霉毒素污染及水污染,被认为是主要的危险因素。另外,北部地区的饮酒、肥胖、糖尿病、吸烟、遗传等因素,亦可能发挥重要作用。

### 1.肝炎病毒

在已知的肝炎病毒中,除甲型、戊型肝炎病毒外,均与肝癌有关。乙型肝炎病毒(HBV)感染与肝癌发生的密切关系已被诸多研究证实。在发达国家肝癌患者血清中丙型肝炎病毒(HCV)流行率超过 50%。对于 HBV 与 HCV 合并感染者,发生肝癌的危险性进一步增加,因为两者在发生过程中具有协同作用。

### 2.慢性炎症

任何病变可导致肝脏广泛炎症和损害者,均可能引起肝脏的一系列变化,并最后导致肝癌之发生。Sanes 曾观察到在肝内胆管结石及胆管炎的基础上发生胆管细胞癌的事实。Stewart 等则曾结扎实验动物的肝胆管使发生胆汁积滞,结果导致胆管黏膜的乳头状及腺瘤样增生,且伴有明显的核深染色及丝状分裂现象。

### 3.肝寄生虫病

肝寄生虫病与肝癌的发生可能有关。它可能先引起肝脏的硬变,再进而发生癌变;也可能是由于肝细胞直接受到刺激的结果。但不少学者也注意到在印度尼西亚爪哇地方肝癌很常见,而该地既无肝蛭亦无血吸虫流行;在埃及则血吸虫病颇多而肝癌鲜见;因此肝寄生虫病与肝癌的关系尚有待进一步研究。

### 4.非酒精性脂肪变性肝炎(NASH)

近年的研究表明,肥胖、2 型糖尿病和非酒精性脂肪变性肝炎,导致肝脏脂肪浸润,进而造成 NASH,并与肝癌的发生发展有关。美国学者报道,NASH 致肝硬化患者的肝癌发生危险率增加,多因素回归分析显示,年龄大和酒精饮用量是 NASH 相关肝硬化患者发生肝癌的独立影响因素,与非饮酒者相比,规律饮酒者的肝癌发生危险率更高(风险比为 3.6)。

### 5.营养不良

长期的营养不良,特别是蛋白质和 B 族维生素的缺乏,使肝脏易受毒素作用,最终导致肝癌。

### 6.其他因素

真菌毒素中的黄曲霉毒素对实验动物有肯定的致癌作用,故人类如食用被黄曲霉毒素污染的花生或其他粮食制品,也可引起肝癌。先天性缺陷及种族或家族的影响,亦曾疑与某些肝癌的发生有关。

## 二、病理

### (一)大体分型

**1.结节型**

肝脏多呈硬变,但有结节性肿大;其结节为数众多,常在肝内广泛分布,直径自数毫米至数厘米不等,颜色亦有灰黄与暗绿等不同。

**2.巨块型**

肝脏往往有明显增大,且包有一个巨大的肿块;该肿块大多位于肝右叶,在肿块的周围或表面上则有继发的不规则突起。

**3.弥散型**

肝大小多正常,有时甚至反而缩小,似有广泛的瘢痕收缩;肝表面有无数的细小结节,外观有时与单纯的肝硬化无异,只有用显微镜检查方可确认。

我国最新的肝癌诊治专家共识,将肝癌分为:①弥漫型;②巨块型,瘤体直径>10 cm;③块状型,瘤体直径在5~10 cm;④结节型,瘤体直径在3~5 cm;⑤小癌型,瘤体直径<3 cm。

### (二)组织学分型

以组织学论之,则原发性肝癌也可以分为以下3类。

**1.肝细胞癌(恶性肝瘤)**

一般相信系由实质细胞产生,占肝癌病例的90%~95%,主要见于男性。其典型的细胞甚大,呈颗粒状,为嗜酸性,排列成索状或假叶状,于同一病例中有时可见结节性增生、腺瘤和肝癌等不同病变同时存在,且常伴有肝硬化。

**2.胆管细胞癌(恶性胆管瘤)**

可能由肝内的胆管所产生,患者以女性为多。其肿瘤细胞呈圆柱状或立方形,排列成腺状或泡状。

**3.混合型**

混合型即上述两种组织之混合,临床上甚为罕见。

上述组织学上之不同类别与肉眼所见的不同类型之间并无明显关系;不论是何种组织型类,肿瘤都可呈巨块型,或者分布在整个肝脏中。总得说来,原发性肝癌绝大多数是肝细胞癌,主要见于男性,而在女性则以胆管细胞癌为多见。

由于肿瘤细胞的侵袭,肝内门静脉和肝静脉内可有血栓形成,因此约1/3的肝癌病例可有肝外的远处转移;以邻近的淋巴结和肺内最多,肋骨或脊柱次之,其他的远处转移则属罕见。远处转移,亦以肝细胞癌发生较早,而胆管细胞癌发生肝外转移者少见。

### 三、临床表现

原发性肝癌的临床表现极不典型,其症状一般多不明显,特别是在病程早期;而其病势的进展则一般多很迅速,通常在数星期内即呈现恶病质,往往在几个月至 1 年内衰竭死亡。临床表现主要是两个方面:①肝硬化的表现,如腹水、侧支循环的发生、呕血及肢体的水肿等;②肿瘤本身所产生的症状,如体重减轻、周身乏力、肝区疼痛及肝大等。

根据患者的年龄不同、病变之类型各异,是否并有肝硬化等其他病变亦不一定,故总的临床表现亦可以有甚大差别。一般患者可以分为 4 个类型。①肝硬化型:患者原有肝硬化症状,但近期出现肝区疼痛、肝大、肝功能衰退等现象;或者患者新近发生类似肝硬化的症状如食欲减退、贫血清瘦、腹水、黄疸等,而肝大则不明显。②肝脓肿型:患者有明显的肝大,且有显著的肝区疼痛,发展迅速和伴有发热及继发性贫血现象,极似肝脏的单发性脓肿。③肝肿瘤型:此型较典型,患者本属健康而突然出现肝大及其他症状,无疑为一种恶性肿瘤。④癌转移型:临床上仅有肿瘤远处转移的表现,而原发病灶不显著,不能区别是肝癌或其他恶性肿瘤;即使肝大者亦往往不能鉴别是原发性还是继发性的肝癌。

上述几种类型以肝肿瘤型最为多见,约半数患者是以上腹部肿块为主诉,其次则为肝脓肿型,1/3 以上的病例有上腹部疼痛和肝大。肝癌的发生虽与肝硬化有密切关系,但临床上肝癌患者有明显肝硬化症状者却不如想象中之多见。

#### (一)症状

肝癌患者虽有上述各种不同的临床表现,但其症状则主要表现在全身和消化系统两个方面。60%～80%的患者有身体消瘦、食欲减退、肝区疼痛及局部肿块等症状;其次如乏力、腹胀、发热、腹泻等亦较常见,30%～50%的患者有此现象;而黄疸和腹水则较国外报道者少,仅约 20%的患者有此症状。此外还可以有恶心、呕吐、水肿、皮肤或黏膜出血、呕血及便血等症状。

#### (二)体征

患者入院时约半数有明显的慢性病容(少数可呈急性病容)。阳性体征中以肝大最具特征:几乎每个病例都有肝大,一般在肋下 5～10 cm,少数可达脐平面以下。有时于右上腹或中上腹可见饱满或隆起,扣之有大小不等的结节(或肿块)存在于肝脏表面,质多坚硬,并伴有各种程度的压痛和腹肌痉挛,有时局部体征极似肝脓肿。唯当腹内有大量腹水或血腹和广泛性的腹膜转移时,可使肝脏的检查发生困难,而上述的体征就不明显。约 1/3 的患者伴有脾大,多数仅可扪及,少数亦可显著肿大至脐部以下。20% 的患者有黄疸,大多为轻、中度。其余肝硬化的体征如腹水、腹壁静脉曲张、蜘蛛痣及皮肤黏膜出血等亦时能发现;约40% 的患者可出现腹水,比较常见。

上述症状和体征不是每例原发性肝癌患者都具有,相反有些病例常以某几个征象为其主要表现,因而于入院时往往被误诊为其他疾病。了解肝癌可以有不同类型的表现,当可减少诊断上的错误。

### (三)少见的临床表现

旁癌综合征为肝癌的少见症状,如红细胞增多症、低血糖等。红细胞增多症占肝癌患者中的 10% 左右,可能与肝细胞癌产生促红细胞生成素有关。低血糖发生率亦为 10% 左右,可能与肝癌细胞可异位产生胰岛素或肝癌巨大影响肝糖的储备有关。但近年临床上肝癌合并糖尿病者并不少见。

### (四)转移

肝癌的血路转移较多。侵犯肝内门静脉可致肝内播散;侵入肝静脉则可播散至肺及全身其他部位。肺转移常为弥散多个肺内小圆形病灶,亦有粟粒样表现或酷似肺炎和肺梗死者;如出现在根治性切除后多年者,则常为单个结节。肺转移早期常无症状,以后可出现咳嗽、痰中带血、胸痛、气急等症状。骨转移在晚期患者中并不少见,肾上腺、脑、皮下等转移亦可见到。骨转移常见于脊椎骨、髂骨、股骨、肋骨等,表现为局部疼痛、肿块、功能障碍等,病理性骨折常见。脑转移可出现一过性神志丧失而易误为脑血管栓塞。肝癌亦可经淋巴道转移至附近的淋巴结或远处淋巴结,常先见于肝门淋巴结,左锁骨上淋巴结转移亦时有发现。肝癌还可直接侵犯邻近器官组织,如膈、胃、结肠、网膜等。如有肝癌结节破裂,则可出现腹膜种植。

### (五)并发症

常见的并发症包括肝癌结节破裂、上消化道出血、肝功能障碍、胸腔积液、感染等。

### (六)自然病程

过去报道肝癌的平均生存期仅 2～5 个月,但小肝癌研究提示,肝癌如同其他实体瘤一样也有一个较长的发生、发展阶段。复旦大学肝癌研究所资料显示,肝癌的自然病程至少两年。如果从患者患肝炎开始,由最早证实乙型肝炎开始至亚临床肝癌的发生,中位时间为 10 年左右。

### 四、实验室检查

肝癌的实验检查包括肝癌及其转移灶,肝病背景,患者的免疫功能,其他重要脏器的检查等,其中肝癌标记占最重要的地位。

#### (一)甲胎蛋白

1956 年 Bergstrand 和 Czar 在人胎儿血清中发现一种胚胎专一性甲种球蛋白,现称甲胎蛋白(AFP)。这种存在于胚胎早期血清中的 AFP 在出生后即迅速消失,如重现于成人血清中则提示肝细胞癌或生殖腺胚胎癌,此外妊娠、肝病活动期、继发性肝癌和少数消化道肿瘤也能测得 AFP。至今,AFP 仍为肝细胞癌诊断中最好的肿瘤标记,其引申包括 AFP 的异质体与单抗。我国肝癌患者 60%～70% AFP 高于正常值。如用免疫反应或其他方法测得患者血内含有此种蛋白,要考虑有原发性肝细胞癌可能,而在胆管细胞癌和肝转移性癌则不会出现此种异常蛋白。试验的准确性仅为 70%～80%,但本试验一般只有假阴性而极少假阳性;换言之,原发性肝癌患者 AFP 测定有可能为阴性,而试验阳性者则几乎都是肝癌患者,这对肝细胞癌与其他肝病的鉴别诊断有重要意义。

#### (二)其他实验室检查

随着病情的发展,多数患者可有不同程度贫血现象。白细胞计数虽多数正常,但有些病例可有明显的增加。林兆耆报道的 207 例肝癌中有 2 例呈类白血病反应,中性粒细胞分别占 95% 与 99%,且细胞内出现毒性颗粒。

各种肝功能试验在早期的原发性肝癌病例多无明显变化,仅于晚期病例方见有某种减退。总体来说,肝功能试验对本病的诊断帮助不大。

### 五、影像学检查

#### (一)超声波检查

肝癌常呈"失结构"占位,小肝癌常呈低回声占位,周围常有声晕;大肝癌或呈高回声,或呈高低回声混合,并常有中心液化区。超声可明确肝癌在肝内的位置,尤其是与肝内重要血管的关系,以利于指导治疗方法的选择和手术的进行;有助了解肝癌在肝内及邻近组织器官的播散与浸润。通常大肝癌周边常有卫星结节,或包膜不完整;超声显像还有助了解门静脉及其分支、肝静脉和下腔静脉内有无癌栓,对指导治疗选择和手术帮助极大。

### (二)计算机断层扫描(CT)

CT 在肝癌诊断中的价值:有助提供较全面的信息,除肿瘤大小、部位、数目外,还可了解肿瘤内的出血与坏死,其分辨力与超声显像相仿;有助提示病变性质,尤其增强扫描,有助鉴别血管瘤。通常肝癌多呈低密度占位,增强扫描后期病灶更为清晰;近年出现的螺旋CT,对多血管的肝癌,动脉相时病灶明显填充;肝癌典型的 CT 强化方式为"早出早归"或"快进快出"型;CT 肝动脉-门静脉显像在肝癌诊断中的价值也得到重视;碘油 CT 有可能显示 0.5 cm 的肝癌,即经肝动脉注入碘油后 7~14 天再做 CT,则常可见肝癌结节呈明显填充,既有诊断价值,又有治疗作用;CT 还有助了解肝周围组织器官是否有癌灶。CT 的优点是提供的信息比较全面,缺点是有放射线的影响,且价格比超声高。

### (三)MRI 检查

MRI 检查的优点:能获得横断面、冠状面和矢状面三维图像;对软组织的分辨较好;无放射线影响;对与肝血管瘤的鉴别有特点;不需要增强即可显示门静脉和肝静脉分支。通常肝癌结节在 $T_1$ 加权图呈低信号强度,在 $T_2$ 加权图示高信号强度。但亦有不少癌结节在 $T_1$ 示等信号强度,少数呈高信号强度。肝癌有包膜者在 $T_1$ 加权图示肿瘤周围有一低信号强度环,而血管瘤、继发性肝癌则无此包膜。有癌栓时 $T_1$ 呈中等信号强度,而 $T_2$ 呈高信号强度。

### (四)放射性核素显像

正电子发射计算机断层扫描(PET-CT)的问世是核医学发展的一个新的里程碑,是一种无创性探测生理、生化代谢的显像方法。有助了解肿瘤代谢,研究细胞增殖,进行抗癌药物的评价及预测复发等。PET-CT 是将 PET 与 CT 融为一体的成像系统,既可由 PET 功能显像反映肝占位的生化代谢信息,又可通过 CT 形态显像进行病灶精确解剖定位。$^{11}$C-醋酸盐与 $^{18}$F-脱氧葡萄糖结合可将肝癌探测敏感性提升到 100%。

### (五)肝动脉和门静脉造影

由于属侵入性检查,近年已不如超声显像与 CT 常用。通常仅在超声与 CT 仍未能定位的情况下使用。近年出现数字减影血管造影使其操作更为简便。肝癌的肝动脉造影的特征为肿瘤血管、肿瘤染色、肝内动脉移位、动静脉瘘等。肝动脉内注入碘油后 7~14 天做 CT,有助 0.5 cm 小肝癌的显示,但有假阳性。目前肝癌做肝血管造影的指征通常为临床疑肝癌或 AFP 阳性,而其他影像学检查阴性;多种显像方法结果不一;疑有卫星灶需做 CTA 者;需做经导管化疗栓塞者。

## 六、临床分期

国际抗癌联盟(UICC)的肝癌 TNM 分期 2002 年第 6 版做了一些修改。T、N、M 分类主要依据体检、医学影像学和/或手术探查。

$T_0$:无肿瘤。

$T_1$:单发肿瘤,无血管浸润。

$T_2$:单个肿瘤,有血管浸润;多个肿瘤,最大者直径≤5 cm。

$T_3$:多发肿瘤,最大者直径>5 cm,侵及门静脉或肝静脉的主要属支。

$T_4$:侵及除胆囊以外的邻近器官,穿透脏腹膜。

$N_0$:无区域淋巴结转移。

$N_1$:有区域淋巴结转移。

$M_0$:无远处转移。

$M_1$:有远处转移。

进一步分为Ⅰ～Ⅳ期。

Ⅰ期:$T_1 N_0 M_0$。

Ⅱ期:$T_2 N_0 M_0$。

ⅢA 期:$T_3 N_0 M_0$。

ⅢB 期:$T_4 N_0 M_0$。

ⅢC 期:任何 $TN_1 M_0$。

Ⅳ期:任何 T 任何 $NM_1$。

## 七、治疗

### (一)外科治疗手术适应证

肝癌外科治疗中的基本原则是既要最大限度切除肿瘤又要最大限度地保护剩余肝脏的储备功能。肝癌手术适应证具体如下。

(1)患者一般情况好,无明显心、肺、肾等重要脏器器质性病变。

(2)肝功能正常或仅有轻度损害,肝功能分级属Ⅰ级;或肝功能分级属Ⅱ级,经短期护肝治疗后有明显改善,肝功能恢复到Ⅰ级。

(3)肝储备功能正常范围。

(4)无广泛肝外转移性肿瘤。

(5)单发的微小肝癌(直径≤2 cm)。

(6)单发的小肝癌(2 cm<直径≤5 cm)。

(7)单发的向肝外生长的大肝癌(5 cm<直径≤10 cm)或巨大肝癌(直径>10 cm),表面较光滑,界限较清楚,受肿瘤破坏的肝组织少于30%。

(8)多发性肿瘤,肿瘤结节少于3个,且局限在肝脏的一段或一叶内。

(9)3~5个多发性肿瘤,超越半肝范围者,做多处局限性切除或肿瘤局限于相邻2~3个肝段或半肝内,影像学显示,无瘤肝脏组织明显代偿性增大,达全肝的50%以上。

(10)左半肝或右半肝的大肝癌或巨大肝癌;边界清楚,第一、第二肝门未受侵犯,影像学显示,无瘤侧肝脏明显代偿性增大,达全肝组织的50%以上。位于肝中央区(肝中叶,或Ⅳ、Ⅴ、Ⅷ段)的大肝癌,无瘤肝脏组织明显代偿性增大,达全肝的50%以上。Ⅰ段的大肝癌或巨大肝癌。肝门部有淋巴结转移者,如原发肝脏肿瘤可切除,应做肿瘤切除,同时进行肝门部淋巴结清扫;淋巴结难以清扫者,术后可进行放射治疗。周围脏器(结肠、胃、膈肌或右肾上腺等)受侵犯,如原发肝脏肿瘤可切除,应连同做肿瘤和受侵犯脏器一并切除。远处脏器单发转移性肿瘤,可同时做原发癌切除和转移瘤切除。

以上适应证中,符合第(5)~(8)项为根治性肝切除术,符合第(9)~(14)项属姑息性肝切除术。

**(二)手术操作要点**

1.控制术中出血

目前方法有第一肝门暂时阻断法、褥式交锁缝扎法、半肝暂时阻断法、常温下全肝血流阻断法等,其中常用者为第一肝门暂时阻断法,采用乳胶管或普通导尿管套扎肝十二指肠韧带,方法简单且控制出血较满意。

2.无瘤手术原则

由于肝脏在腹腔内位置较高且深,暴露较困难。现虽有肝拉钩协助术野显露,但在游离肝脏过程中,有时难免使肝脏和肿瘤受到挤压,有可能增加肿瘤转移的机会。但外科医师在肝肿瘤切除过程中仍需尽量遵循无瘤手术原则,尽量不直接挤压肿瘤部位,在切肝前可在切除范围内切线和肿瘤边缘之间缝合2~3针牵引线,既有利于切线内管道显露和处理,又有利于牵拉肝实质后减少肝断面渗血,而避免术者直接拿捏肿瘤。

3.肝断面处理

肝断面细致止血后上下缘或左右缘对拢缝合,对小的渗血点亦可达压迫止血作用。如肝断面对拢缝合张力大,或邻近肝门缝合后有可能影响出入肝脏的血流者,可采用大网膜或镰状韧带覆盖后缝合固定。近来,我们对此类肝断面常涂布医用止血胶再用游离或带蒂大网膜覆盖,止血效果满意。

**(三)术后并发症的预防和处理**

1.术后出血

与术中止血不周、肝功能不佳引起的出血倾向、断面覆盖或对拢不佳等有关。术前要注意患者的凝血功能,术中要争取缩短手术时间,对较大的血管要妥善结扎,断面对拢给予一定的压力且不留无效腔。一般保守治疗,若出血不止需探查。

2.功能失代偿

主要原因为肝硬化条件下肝切除量过大、术中失血过多、肝门阻断时间过长。处理包括足够的氧供,血与蛋白质的及时和足量的补充及保肝治疗。

3.胆漏

左半肝和肝门区肝癌切除后多见。术中处理肝创面前必须检查有无胆漏,处理主要是充分的引流。

4.膈下积液或脓肿

膈下积液或脓肿多见于右肝的切除,尤其是位于膈下或裸区者。主要与止血不佳,有胆漏或引流不畅有关。治疗主要是超声引导下穿刺引流。胸腔积液需考虑有无膈下积液或脓肿。

5.胸腔积液

胸腔积液多见右侧肝切除后。治疗主要是补充清蛋白和利尿,必要时抽胸腔积液。

6.腹水

腹水多见肝硬化严重者或肝切除量大者。处理为补充清蛋白和利尿。

# 第五节　肝胆管结石

肝胆管结石亦即肝内胆管结石,是指肝管分叉部以上原发性胆管结石,绝大多数是以胆红素钙为主要成分的色素性结石。虽然肝内胆管结石属原发性胆管结石的一部分,有其特殊性,但若与肝外胆管结石并存,则常与肝外胆管结石的临床表现相似。由于肝内胆管深藏于肝组织内,其分支及解剖结构复杂,结石的位置、数量、大小不定,诊断和治疗远比单纯肝外胆管结石困难,至今仍然是肝胆系统难以处理、疗效不够满意的疾病。

**一、病因和发病情况**

原发性肝内胆管结石的病因和成石机制,尚未完全明了。目前比较肯定的主要因素为胆系感染、胆管梗阻、胆汁淤滞、胆管寄生虫病、代谢因素,以及胆管先天性异常等。

几乎所有肝胆管结石患者都有不同程度的胆管感染,胆汁细菌培养阳性率达 95%～100%。细菌谱以大肠埃希菌、克雷伯菌属和脆弱类杆菌等肠道细菌为主。这些细菌感染时所产生的细菌源性 β-葡萄糖醛酸苷酶(β-glucuronidase,β-G)和由肝组织释放的组织源性 β-G,可将双结合胆红素分解为单结合胆红素,再转变成非结合胆红素。它与胆汁中的钙离子结合,形成不溶解的胆红素钙。当胆管中的胆红素钙浓度增加处于过饱和状态,则可沉淀并形成胆红素钙结石。在胆红素钙结石形成的过程中,尚与胆汁中存在的大分子物质——黏蛋白、酸性黏多糖和免疫球蛋白等形成支架结构并与钙、钠、铜、镁、铁等金属阳离子聚合有关。

胆管寄生虫病与肝胆管结石形成的关系,已得到确认。已有许多资料证实在一些胆管结石的标本内见到蛔虫残体。显微镜下观察,在结石的核心中找到蛔虫的角质层残片或蛔虫卵等。推测蛔虫或肝吸虫的残骸片段、虫卵等为核心,由不定形的胆色素颗粒或胆红素钙沉淀堆积,加上炎症渗出物、坏死组织碎片、脱落细胞、黏蛋白和胆汁中其他固定成分沉淀形成结石。

胆管梗阻、胆流不畅、胆汁淤滞是发生肝内胆管结石的重要因素和条件。胆汁淤滞、积聚或流速减慢,一方面为成石物质的聚集、沉淀提供了条件,另一方面也是发生和加重感染的重要因素。正常情况下,胆管内胆汁的流动呈层流状态。胆汁中的固体质点沿各自流线互相平行移动,胆汁中的固体成分不易发生聚合。当肝胆管发生狭窄或汇合异常,上端胆管扩张,胆汁停滞;胆管狭窄或扩张后胆汁流动可出现环流现象,有利于成石物质集结,聚合形成结石。胆汁淤滞的原因,多为胆管狭窄、结石阻塞、胆管或血管的先天异常,如肝内胆管的解剖变异,血管异位压迫胆管导致胆流不畅。结石和炎症往往并发或加重狭窄,互为因果,逐渐加重病理和病程进展。

我国各地肝内胆管结石的调查结果,农民所占的比例较多,达 50%～70%。提示肝内胆管结石的发生可能与饮食结构、机体代谢、营养水准和卫生条件等因素有关。

我国和东亚、东南亚一些国家和地区,均属肝内胆管结石的高发区。据1983—1985年全国调查结果和近年收集的资料,我国肝内胆管结石占胆系结石病的 16.1%～18.2%,但存在明显的地区差别:华北和西北地区仅 4.1% 和4.8%,华中和华南地区高达 25.4% 和30.5%。虽然目前我国尚缺乏人群绝对发病率的资料,但就近年国内文献表明,肝内胆管结石仍然是肝胆系统多见的、难治性的主要疾病之一。

### 二、病理生理改变

肝胆管结石的基本病理改变是由于结石引起胆管系统的梗阻、感染,导致胆管狭窄、扩张,肝脏纤维组织增生、肝硬化、萎缩,甚至癌变等病理改变。

肝内胆管结石 2/3 以上的患者伴有肝门或肝外胆管结石。据全国调查资料78.3%合并肝外胆管结石,昆明某医院 559 例肝内胆管结石的资料中有 3/4(75.7%)同时存在肝外胆管结石。因此有 2/3～3/4 的病例可以发生肝门或肝外胆管不同程度的急性或慢性梗阻,导致梗阻以上的胆管扩张,肝脏淤胆,肝大、肝功损害,并逐渐加重肝内汇管区纤维组织增生。胆管梗阻后,胆管压力上升,当胆管内压力高达2.94 kPa(300 mmH$_2$O)时肝细胞停止向毛细胆管内分泌胆汁。若较长时间不能解除梗阻,最后难免出现胆汁性肝硬化、门静脉高压、消化道出血、肝功障碍等。若结石阻塞发生在肝内某一叶、段胆管,则梗阻引发的改变主要局限于相应的叶、段胆管和肝组织。最后将导致相应的叶、段肝组织由肥大、纤维化至萎缩,丧失功能。相邻的叶、段肝脏可发生增生代偿性增大。如左肝萎缩则右肝代偿性增大。由于右肝占全肝的 2/3,右肝严重萎缩则左肝及尾叶常发生极为明显的代偿增大。这种不对称性的增生、萎缩,常发生以下腔静脉为中轴的肝脏转位,增加外科手术的困难。

感染是肝胆管结石难以避免的伴随病变和临床主要表现之一。炎症改变累及肝实质。胆管结石与胆系感染多同时并存,急性、慢性的胆管炎症往往交替出现、反复发生。若结石严重阻塞胆管并发感染,即成梗阻性化脓性胆管炎,并可累及毛细胆管,甚至并发肝脓肿。较长时间的严重梗阻、炎症,感染的胆汁、胆沙、微小结石,可经小胆管通过坏死肝细胞进入肝中央静脉,造成胆沙血症、败血症、肺脓肿和全身性脓毒症、多器官衰竭等严重后果。反复急慢性胆管炎的结果,多为局部或节段性胆管壁纤维组织增生,管壁增厚。逐渐发生纤维瘢痕组织收缩,管腔缩小,胆管狭窄。这种改变多发生在结石部位的附近或肝的叶、段胆管汇合处,如肝门胆管、左右肝管或肝段胆管口等部位。我国 4 197 例肝内胆管结石手术病例的资料,合并胆管狭窄平均占 24.28%,高者达 41.96%。昆明某医院 1 448 例中合并胆管狭窄者占 43.8%,日本 59 例肝内胆管结石合并胆管狭窄占 62.7%。可见肝胆管结石合并胆管狭窄的发生率很高。狭窄部位的上端胆管多有不同程度的扩张,胆汁停滞,进一步促进结石的形成、增大、增多。往往在狭窄、梗阻胆管的上端大量结石堆积,加重胆管感染的程度和频率。肝胆管结石的病情发展过程中结石、感染、狭窄互为因果,逐渐地不断地加重胆管和肝脏的病理改变,肝功损毁,最终导致肝叶或肝段纤维化或萎缩。

长期慢性胆管炎或急性炎症反复发生,有些病例的整个肝胆管系统,直至末梢胆管壁及其周围组织炎性细胞浸润,胆管内膜增生,管壁增厚纤维化,管腔极度缩小甚至闭塞,形成炎性硬化性胆管炎的病理改变。

肝内胆管结石合并胆管癌,是近年来才被广泛重视的一种严重并发症。其发生率各家报告的差别较大,为 0.36%~10%。这可能与诊断和治疗方法不同、病程长短等因素有关。

**三、临床表现**

肝胆管结石虽然以 30~50 岁的青壮年多发,但亦可发生在不满 10 岁儿童等任何年龄。女性略多于男性,男:女约为 0.72:1。50% 以上的病例为农民。

**(一)合并肝外胆管结石表现**

肝内胆管结石的病例中有 2/3~3/4 与肝门或肝外胆管结石并存。因此大部分病例的临床表现与肝外胆管结石相似。常表现为急性胆管炎、胆绞痛和梗阻性黄疸。其典型表现按严重程度,可出现 Charcot 三联征(疼痛、畏寒发热、黄疸)或 Reynolds 五联征(前者加感染性休克和神志改变)、肝大等。有些患者在非急性炎症期可无明显症状,或仅有不同程度的右上腹隐痛,偶有不规则的发热或轻、中度黄疸,消化不良等症状。

**(二)不合并肝外胆管结石表现**

不伴肝门或肝外胆管结石,或虽有肝外胆管结石,而胆管梗阻、炎症仅发生在部分叶、段胆管时,临床表现多不典型。常不被重视,容易误诊。单纯肝内胆管结石、无急性炎症发作时,患者可以毫无症状或仅有轻微的肝区不适、隐痛,往往在 B 超、CT 等检查时才被发现。

一侧肝内胆管结石发生部分叶、段胆管梗阻并急性感染,引起相应叶、段胆管区域的急性化脓性胆管炎。其临床表现,除黄疸轻微或无黄疸外,其余与急性胆管炎相似。严重者亦可发生疼痛、畏寒、发热、血压下降、感染性休克或神志障碍等重症急性胆管炎的表现。右肝叶、段胆管感染、炎症,则以右上腹或肝区疼痛并向右肩、背放散性疼痛和右肝大为主。左肝叶、段胆管梗阻、炎症的疼痛则以中上腹或剑突下疼痛为主,多向左肩、背放散,左肝大。由于一侧肝叶、段胆管炎,多无黄疸或轻微黄疸,甚至疼痛不明显,或疼痛部位不确切,常被忽略,延误诊断,应予警惕。一侧肝内胆管结石并急性感染,未能及时诊断有效治疗,可发展成相应肝脏叶、段胆管积脓或肝脓肿。长时间消耗性弛张热,逐渐体弱、消瘦。

反复急性炎症必将发生肝实质损害,肝包膜、肝周围炎和粘连。急性炎症控制后,亦常遗留长时间不同程度的肝区疼痛或向肩背放散痛等慢性胆管炎症的表现。

### (三)腹部体征

非急性肝胆管梗阻、感染的肝内胆管结石患者,多无明显的腹部体征。部分患者可有肝区叩击痛或肝大。左右肝内存在广泛多发结石,长期急慢性炎症反复交替发作者,可有肝、脾大,肝功能障碍,肝硬化,腹水或上消化道出血等门静脉高压征象。

肝内胆管急性梗阻并感染患者,多可扪及右上腹及右肋缘下明显压痛、肌紧张或肝大。同时存在胆总管结石和梗阻,有时可扪及肿大的胆囊或 Murphy 征阳性。

### 四、诊断

由于肝内胆管解剖结构复杂,结石多发,分布不定,治疗困难,因此对于肝内胆管结石的诊断要求极高。应在手术治疗之前全面了解肝内胆管解剖变异,结石在肝内胆管具体位置、数量、大小、分布及胆管和肝脏的病理改变。如肝胆管狭窄与扩张的部位、范围、程度、肝叶、段增大、缩小、硬化、萎缩或移位等状况,以便合理选择手术方法,制定手术方案。

肝内胆管结石常可落入胆总管,形成继发于肝内胆管的胆总管结石或同时伴有原发性胆总管结石。故所有胆总管结石患者都有肝内胆管结石可能,均应按肝内胆管结石的诊断要求进行各种影像学检查。

### (一)病史

要详细询问病史,重视临床表现。

### (二)实验室检查

慢性期可有贫血、低蛋白血症。急性感染期多有白细胞计数增高,血清转氨酶、胆红素增高。严重急性感染菌血症者,血液培养常有致病菌生长。

**(三)影像学检查**

最后确定诊断并明确结石和肝胆系统的病理状况,主要依靠现代影像学检查。

1.B型超声波检查

简便、易行、无创。对肝内胆管结石的阳性率为70%左右。影像特点是沿肝胆管分布的斑点状或条索状、圆形或不规则的强回声、多数伴有声影,其远端胆管多有不同程度的扩张。但不足之处是难以准确了解结石在胆管内的具体位置、数量和胆管系统的变异和病理状况,并易与肝内钙化灶混淆,难以满足外科治疗的要求。

2.CT 扫描

肝内胆管结石CT检查的敏感性和准确率平均80%左右,略高于超声波检查。一般结石密度高于肝组织,对于一些含钙少,散在、不成型的泥沙样胆色素结石可成低密度。在扩张胆管内的结石容易发现,但不伴胆管扩张的小结石不易与钙化灶区别。对于伴有肝内胆管明显扩张、肝脏局部增大、缩小、萎缩或并发脓肿甚至癌变者,CT检查有很高的诊断价值。但不能准确了解肝胆管的变异和结石在肝胆管内的准确位置和分布。

3.经皮肝穿刺胆系造影(PTC)和经内镜逆行胆胰管造影(ERCP)

PTC成功后肝胆管的影像清晰,对肝胆管的狭窄、扩张、结石的诊断准确率达95%以上。伴有肝胆管扩张者穿刺成功率90%以上,但无胆管扩张者成功率较低,70%左右。此检查有创,平均有4%左右较严重并发症及0.13%的死亡率。不适于有凝血机制障碍、肝硬化和腹水的病例。ERCP的成功率在86%～98%,并发症约6%,但一般比PTC的并发症轻,死亡率约8/10万。相比之下,ERCP比PTC安全。但若肝门或肝外胆管狭窄者,肝内胆管显影不良或不显影。因此ERCP还不能完全代替PTC。

阅读分析胆系造影片时应特别注意肝胆管的正常典型分支及变异,仔细辨明各叶段胆管内结石的具体位置、数量、大小、分布,以及肝胆管狭窄、扩张的部位、范围、程度和移位等。若某一叶段胆管不显影或突然中断,很可能因结石阻塞或严重狭窄,应在术中进一步探明。因此显影良好的胆系造影是诊断肝内胆管结石病不可缺少的检查内容。

4.磁共振胆系成像

磁共振胆系成像可以清楚显示肝胆管系统的影像,无创。用于胆管肿瘤等梗阻性黄疸的影像诊断很有价值。但对于胆固醇和钙质含量少的结石,仅表现为低或无 MR 信号的圆形或不规则形阴影和梗阻以远的胆管扩张。对肝胆管结石的诊断不如 PTC 和 ERCP 清晰。

5.影像检查鉴别结石和钙化灶

目前 B 超和 CT 已广泛用于肝胆系统的影像诊断,或一般体检的检查内容。由于肝内胆管结石和钙化灶在 B 超和 CT 的影像表现相似,常引起患者不安,需要鉴别。一般情况下肝内钙化无胆管梗阻、扩张及感染症状,鉴别不难。但遇无明显症状和无明显胆管扩张的肝内胆管结石或多发成串排列的钙化灶,在 B 超、CT 影像中难于准确区别。昆明某医院曾总结 B 超或 CT 检查报告为肝内胆管结石或钙化灶的225例进行了 ERCP 或肝区 X 线平片检查,结果证实有 73.8%(166/225)属肝内胆管结石,26.2%(59/225)为肝内钙化病灶。ERCP 显示钙化灶在肝胆管外、结石在肝胆管内。钙化灶多可在 X 线平片上显示肝内胆管结石 X 线平片为阴性,因此最终需要显影良好的胆系造影和/或 X 线平片才能区别。

6.术中诊断

由于肝内胆管的解剖结构、结石状况复杂病情因素或设备条件限制,有时未能在术前完成准确定位诊断的检查。有的术前虽已进行 ERCP 或 PTC 等影像检查,但结果并不满意,或术中发现新的病理状况或定位诊断与术前诊断不相符合等情况时,则需在术中进行胆系影像学检查,进一步明确诊断。胆管探查取石后,不能确定结石是否取净或疑有其他病理因素者,最好在术中重复影像检查,以求完善术中措施。

术中常用的影像检查方法有术中胆管造影、术中胆管镜检查和术中 B 超检查,可根据具体情况和设备条件选择。一般常用术中胆管造影,影像清晰,准确率高。术中胆管镜检查发现结石,可随即取出,兼有诊断与治疗两者的功能。

## 五、手术治疗

由于肝内胆管的解剖结构和结石的部位和分布复杂多样,并发胆管狭窄的发生率高,取石困难。残留和再发结石率高,迄今治疗效果尚不够满意。目前仍然是肝胆系统难治性疾病之一。

### (一)术前准备

肝内胆管结石,特别是复杂性肝内胆管结石病情复杂,手术难度大,时间长,对全身各系统功能的影响和干扰较大。除按一般常规手术的术前准备外,还应特别注意下列问题。

(1)改善全身营养状况:肝内胆管结石常反复发作胆管炎或多次手术,长期慢性消耗,多有贫血、低蛋白等营养状况不佳。术前应给予高蛋白、高碳水化合物饮食,补充维生素。有低蛋白血症或贫血者应从静脉补充人体清蛋白、血浆或全血,改善健康状况,提高对手术创伤的耐受性和免疫功能。

(2)充分估计和改善肝、肾功能、凝血机制:术前要求肝、肾功能基本正常,无腹水。凝血酶原时间和凝血酶时间在正常范围。

(3)重视改善肺功能:肝胆系统手术,对呼吸功能影响较大,易发生肺部并发症。术前应摄胸片,必要时检查肺功能。有慢性支气管炎或肺功能较差,应在术前治疗基本恢复后进行手术。

(4)抗感染治疗:肝内胆管结石,多有肠道细菌的感染因素存在,术前应使用对革兰阴性细菌和厌氧菌有效的抗菌药物,控制感染。

**(二)麻醉**

可根据病情、术前诊断、估计手术的复杂程度选择麻醉。若为单纯切开肝门或肝外胆管取石,连续硬膜外麻醉多可完成手术。但肝内胆管结石多为手术复杂、时间较长,术中需要严密监控呼吸、循环状况,选择气管内插管全身麻醉比较安全。

**(三)体位和切口**

一般取仰卧位或右侧抬高 20°～30°的斜卧位。若遇体形宽大或肥胖患者,适当垫高腰部或升高肾桥便于操作。切口最好选择右肋缘下斜切口,必要时向左肋缘延伸呈屋顶式。如果术前能够准确认定右肝内无胆管狭窄等病变存在,手术不涉及右肝者,也可采用右上腹经腹直肌切口,必要时向剑突方向延长,亦可完成左肝切除或左肝内胆管切开等操作。

**(四)手术方式的选择**

肝内胆管结石手术治疗的原则和目的是取净结石、解除狭窄、去除病灶、胆流通畅和防止感染。为了达到上述目的,需要根据结石的部位、大小、数量、分布范围和肝胆管系统、肝脏的病理改变及患者的全身状况综合分析,选择合理、效佳的手术方式。

治疗肝内胆管结石的术式较多,目前较常用的主要术式有胆管切开取石、引流,胆管整形,胆肠吻合,肝叶、肝段切除等基本术式和这几种术式基础上的改进术式,或几种术式的联合手术。

1.单纯肝外胆管切开取石引流术

仅适用于不伴肝内外胆管狭窄,Oddi 括约肌功能和乳头正常,局限于肝门和左右肝管并容易取出的结石。取石后放置 T 形管引流。

2.肝外胆管切开、术中、术后配合使用纤维胆管镜取石引流术

适用于肝内Ⅱ、Ⅲ级以上胆管结石并有一定程度的胆管扩张,允许胆管镜到达结石部位附近,而无明显肝胆管狭窄或肝组织萎缩者。取石后放置 T 形管引流。若术后经 T 形管造影发现残留结石,仍可用纤维胆管镜通过 T 形管的窦道取石。昆明某医院按此适应证的 461 例,平均随访 5 年半的优良效果达 85.7%。

3.肝叶、肝段切除术

1957 年我国首次报道用肝叶切除术治疗肝内胆管结石,今已得到确认和普遍采用。肝切除可以去除病灶,效果最好,优良达 90%～95%。其最佳适应证为局限性的肝叶肝段胆管多发结石,合并该叶段胆管明显狭窄或已有局部肝组织纤维化、萎缩者。对于肝内胆管广泛多发结石或合并多处肝胆管狭窄者,则需与其他手术方法联合使用,才能充分发挥其优越性。

4.狭窄胆管切开取石、整形

单纯胆管切开取石、整形手术,不改变胆流通道,保留 Oddi 括约肌的生理功能为其优点。但此法仅适于肝门或肝外胆管壁较薄、瘢痕少、范围小的单纯环状狭窄。取石整形后应放置支撑管半年以上。对于狭窄部胆管壁厚或其周围结缔组织增生、瘢痕多、狭窄范围大者,日后瘢痕收缩、容易再狭窄。因此大多数情况下,胆管狭窄部整形应与胆肠吻合等联合应用,才能获得远期良好的效果。

5.胆管肠道吻合术

胆肠吻合的目的是为了解除胆管狭窄、重建通畅的胆流通道,并有利于残留或再发结石排入肠道,目前已广泛应用于治疗肝胆管结石并狭窄者。胆肠吻合的手术方式包括胆总管十二指肠吻合、胆管空肠 Roux-en-Y 吻合、胆管十二指肠空肠间置 3 种基本形式,或在此基础上设置空肠皮下盲瓣等改进的术式。

(1)胆总管十二指肠吻合术:不可避免地发生明显的十二指肠内容物向胆管反流。此术式用于肝内胆管结石的优良效果仅为 42%～70%。不适于难以取净的肝内胆管结石或合并肝门以上的肝内胆管狭窄、肝萎缩者。对于无肝门、肝内胆管狭窄或囊状扩张、不伴肝纤维化、肝萎缩、肝脓肿,并已确认结石取净无残留结石,仅单纯合并胆总管下段狭窄者,可以酌情选用。总之肝内胆管结石在多数情况下不宜采用这一术式,应当慎重。

(2)胆管空肠 Roux-en-Y 吻合术:空肠襻游离性好、手术的灵活度大,几乎适

用于各部位的胆管狭窄。无论肝外、肝门和肝内胆管狭窄段切开,取出结石后均可将切开的胆管与空肠吻合。可以达到解除狭窄、胆流通畅的目的。辅于各种形式的防反流措施,可以减轻胆管反流,减少反流性胆管炎。优良效果在85%～90%。

(3)胆管十二指肠空肠间置术:适应证和效果与胆管空肠 Roux-en-Y 吻合相近,但其胆管反流和胆汁淤积比 Roux-en-Y 吻合明显,较少采用。

6.游离空肠通道式胆管造口成形术

切取带蒂的空肠段 12～15 cm,远侧端与切开的肝胆管吻合,近端缝闭成盲瓣留置于腹壁皮下。既可解除肝胆管狭窄又保留 Oddi 括约肌的正常功能。日后再发结石,可通过皮下盲瓣取石。适于胆总管下段、乳头无狭窄和 Oddi 括约肌正常者。

7.肝内胆管结石并感染的急诊手术

肝内胆管结石并发梗阻性的重症急性胆管炎,出现高热、休克或全身性严重中毒症状,非手术治疗不能缓解者,常需急诊手术。急诊情况下,不宜进行复杂手术。一般以解除梗阻、疏通胆管引流胆汁为目的。应根据梗阻部位选择手术方式。肝外胆管、肝门胆管或左右肝管梗阻,一般切开肝外或肝门胆管可以取出结石,放置 T 管引流有效。肝内叶、段胆管梗阻,切开肝外或肝门胆管取石困难者,可在结石距肝面的浅表处经肝实质切开梗阻的肝胆管,取出结石后放置引流管。待病情好转、恢复后 3 个月以上再行比较彻底的根治性手术为妥。

# 第六节　胆总管结石

## 一、概况

胆总管结石多位于胆总管的中下段。但随着结石增多、增大和胆总管扩张、结石堆积或上下移动,常累及肝总管。胆总管结石的含义实际上应包括肝总管在内的整个肝外胆管结石。胆总管结石的来源分为原发性和继发性。原发性胆总管结石为原发性胆管结石的组成部分,它可在胆总管中形成,或原发于肝内胆管的结石下降落入胆总管。继发性胆总管结石是指原发于胆囊内的结石通过胆囊管下降到胆总管。

继发性胆总管结石的发生率，各家报道有较大的差异。国内报道胆囊及胆总管同时存在结石者占胆石症例的 5%～29%，平均 18%。我国 1983—1985 年和 1992 年的两次调查，胆囊及胆总管均有结石者分别占胆石症的 11% 和 9.2%，分别占胆囊结石病例的 20.9% 和 11.5%。国外报告胆囊结石患者的胆总管含石率为 10%～15%，并随胆囊结石的病程延长，继发性胆总管结石相对增多。

原发性胆总管结石，西方国家很少见，东方各国多发。我国 20 世纪 50 年代原发性胆管结石占胆石症的 50% 左右。1983—1985 年全国 11 307 例胆石症手术病例调查结果，胆囊结石相对构成比平均为 52.8%。胆囊与胆管均有结石为 10.9%。肝外胆管结石占 20.1%，肝内胆管结石 16.2%，实际的原发性胆管结石应为 36.3%。1992 年我国第二次调查结果相对构成比有明显变化：胆囊结石平均为 79.9%，胆囊、胆管结石 9.2%，肝外胆管结石 6.1%，肝内胆管结石 4.7%，原发性胆管结石平均为 10.8%。这与我国 20 世纪 80 年代以后生活水平提高、饮食结构改变和卫生条件改善密切相关。不过这两次调查资料主要来自各省、市级的大医院，对于农村和基层医院的资料尚觉不足。我国幅员辽阔、人口众多，地理环境、饮食结构和卫生条件的差异很大，其发病构成比亦有较大差别。总的状况为我国南方地区和农村的原发性胆管结石发病率要比西北地区和城市的发病率高。如广西地区 1991—1999 年胆石症调查的构成比：肝外胆管结石和肝内胆管结石仍分别占 23.6% 和 35.8%，农民占 36.7% 和 53.1%。因此目前我国原发性胆管结石仍然是肝胆外科的重要课题。

原发性胆总管结石，可在胆总管内形成或原发于肝内胆管的结石下降至胆总管。全国 4 197 例肝内胆管结石病例同时存在肝外胆管结石者占 78.3%，提示在诊治胆总管结石过程中要高度重视查明肝内胆管的状况。

## 二、病因

### (一)继发性胆总管结石

形状、大小、性状基本上与同存的胆囊结石相同或相似。数量多少不一，可为单发或多发，若胆囊内多发结石的直径较小、并有胆囊管明显扩张者，结石可以大量进入胆总管、肝总管或左右肝管。

### (二)原发性胆总管结石

原发性胆总管结石是发生在胆总管的原发性胆管结石。外观多呈棕黑色、质软、易碎、形状各异、大小及数目不一。有的状如细沙或不成形的泥样，故有"泥沙样结石"之称。这种结石的组成是以胆红素钙为主的色素性结石。经分析其主要成分为胆红素、胆绿素和少量胆固醇及钙、钠、钾、磷、镁等矿物质和多种微量元素。在矿物质中以钙离子的含量最高并易与胆红素结合成胆红素钙。此外尚有多种蛋白质及黏蛋白构成网状支架。有的在显微镜下可见寄生虫的壳皮、虫卵和细菌聚集等。

原发性胆管结石的病因和形成机制尚未完全明了。目前研究结果认为这种结石的生成与胆管感染、胆汁淤滞、胆管寄生虫病有密切关系。

胆总管结石患者,绝大多数都有急性或慢性胆管感染病史。胆汁细菌培养的阳性率达 80%～90%,细菌谱以肠道细菌为主。其中 85% 为大肠埃希菌,绝大多数源于上行感染。带有大量肠道细菌的肠道寄生虫进入胆管是引起胆管感染的重要原因。这是我国农民易发胆管结石的主要因素。此外,Oddi 括约肌功能不全,肠内容物向胆管反流,乳头旁憩室等都是易发胆管感染的因素。胆管炎症水肿,特别是胆总管末端炎症水肿,容易发生胆汁淤滞。感染细菌和炎症脱落的上皮可以成为形成结石的核心。

肠道寄生虫进入胆管,一方面引起感染炎症,另一方面虫卵和死亡的虫体或残片可以成为形成结石的核心。青岛市立医院先后报告胆石解剖结果,以蛔虫为核心者占 69.86%～84.00%。

胆汁淤滞是结石生成和增大、增多的必需条件。如果胆流正常通畅,没有足够时间的淤滞积聚,即使胆管内存在感染、寄生虫等成石因素,胆管内的胆红素或胆红素钙等颗粒,可随胆流排除,不至增大形成结石病。反复胆管感染,胆总管下段或乳头慢性炎症,管壁纤维组织增生管腔狭窄,胆管和 Oddi 括约肌功能障碍等因素都可影响胆流通畅,导致胆总管胆汁淤滞,利于结石形成。但临床常可遇见胆总管结石患者经胆管造影或手术探查,虽有胆总管扩张而无胆总管下段明显狭窄,有的患者 Oddi 括约肌呈松弛状态,通畅无阻甚至可以宽松通过直径 1 cm 以上的胆管探子。此种情况,可能与 Oddi 括约肌功能紊乱,经常处于痉挛状态有关。胆管结石形成之后又容易成为胆管梗阻的因素。因此,梗阻-结石-梗阻,互为因果,致使结石增大、增多甚至形成铸形结石或成串堆积。

**三、临床表现**

胆总管结石的临床表现比较复杂,其临床症状和体征主要表现为胆管梗阻和炎症并存的特征。由于结石的生成、增大和增多为一缓慢过程,其病史往往长达数年、数十年之久。在长期的病理过程中,多为急、慢性的梗阻、炎症反复发生。病情和表现的轻、重、缓、急,均取决于胆管梗阻是否完全和细菌感染的严重程度。

胆总管结石患者的典型临床表现多为反复发生胆绞痛、梗阻性黄疸和胆管感染的症状。常为餐后无原因的突然发生剧烈的胆绞痛,疼痛以右上腹为主,可向右侧腰背部放散,多伴恶心呕吐,常需口服或注射解痉止痛类药物才能缓解。绞痛发作之后往往伴随出现四肢冰冷、寒战、高热等感染症状,体温可达39～41 ℃。持续数小时后全身大汗,体温逐渐降低。一般在绞痛发作后12～24小时出现黄疸、尿色深黄或浓茶样。如不及时给予有力的抗感染等措施,则可每天发作寒战、高热,甚至高热不退、黄疸加深、疼痛不止。有的很快发展成急性梗阻化脓性重症胆管炎、胆源性休克、肝脓肿、器官衰竭等严重并发症,预后凶险。

结石引起胆总管梗阻,除非结石嵌顿,则多属不完全性。梗阻发生后,胆管内压力增高,胆总管多有不同程度扩张,随着炎症消退或结石移动,胆流通畅,疼痛减轻,黄疸很快消退,症状缓解,病情好转。

继发性胆总管结石的临床表现特点。一般为较小的胆囊结石通过胆囊管进入胆总管下端,突然发生梗阻和Oddi括约肌痉挛,故多为突然发生胆绞痛和轻中度黄疸,较少并发明显胆管炎。用解痉挛、止痛等对症处理,多可在2～3天缓解。如果结石嵌顿于胆总管下端或壶腹部而未并发胆管感染者,疼痛可以逐渐减轻,但黄疸加深。若长时间梗阻,多数患者将会继发胆管感染。

原发性胆总管结石由于胆管感染因素长期存在,一旦急性发作,多表现为典型的疼痛、寒战高热和黄疸三联征等急性胆管炎的症状。急性发作缓解后,可呈程度不同的慢性胆管炎的表现。常为反复出现右上腹不适、隐痛、不规则低热、消化紊乱,时轻时重,并可在受冷、疲劳时症状明显,颇似"感冒"。有的患者可以从无胆管炎的病史。在体检或首次发作胆管炎进行检查时发现胆总管多发结石并胆管扩张,或已明确诊断后数年无症状。这种情况可能因为Oddi括约肌功能良好,结石虽多但间有空隙、胆管随之扩张,没有发生明显梗阻和感染。说明胆总管虽有结石存在,若不发生梗阻或感染,可以不出现临床症状。

腹部检查在胆总管梗阻、感染期,多可触及右上腹压痛、肌紧张或反跳痛等局限性腹膜刺激征。有时可扪到肿大的胆囊或肝脏边缘或肝区叩击痛。胆管炎恢复后的缓解期或慢性期,可有右上腹深部压痛或无明显的腹部体征。

实验室检查在急性梗阻性胆管炎时主要为白细胞计数增多和中性粒细胞增加等急性炎症的血液象,血胆红素增高和转氨酶增高等梗阻性黄疸和肝功能受损的表现。若较长时间的胆管梗阻、黄疸或短期内反复发作胆管炎肝功能明显受损,可出现低蛋白血症和贫血征象。

## 四、治疗

胆总管结石患者多因出现疼痛、发热或黄疸等急性胆管炎发作时就诊。急性炎症期手术,难以明确结石位置、数量和胆管系统的病理改变,不宜进行复杂的手术处理,需要再手术的机会较多。但若梗阻和炎症严重,保守治疗常难以奏效。因此急诊情况下恰当掌握手术与非手术治疗的关系,具有重要性。

一般情况下,应尽量避免急诊手术。采用非手术措施,控制急性炎症期,待症状缓解后,择期手术为宜。经强有力的抗炎、抗休克、静脉输液保持水、电解质和酸碱平衡、营养支持和对症治疗,PTCD 或经内镜乳头切开取石,放置鼻胆管引流减压,多能奏效。经非手术保守治疗 12~24 小时,不见好转或继续加重,如持续典型的 Charcot 三联征或出现休克,神志障碍等严重急性梗阻性化脓性重症胆管炎表现者,应及时行胆管探查减压。

胆总管结石外科治疗原则和目的主要是取净结石、解除梗阻,胆流通畅,防止感染。

### (一)经内镜 Oddi 括约肌切开术或经内镜乳头切开术

经内镜 Oddi 括约肌切开术(endoscopic sphincterotomy,EST)或经内镜乳头切开术(endoscopic papillectomy,EPT)适于数量较少和直径较小的胆总管下段结石。特别是继发性结石,多因结石小、数量少,容易嵌顿于胆总管下段、壶腹或乳头部。直径 1 cm 以内的结石可经 EPT 或 EST 取出。此法创伤小,见效快,更适于年老、体弱或已做过胆管手术的患者。

经纤维内镜用胆管子母镜取石,需先行 EST,然后放入子母镜,用取石网篮取石。若结石较大,应先行碎石才能取出。此法可以取出较高位的胆管结石,但操作比较复杂。

### (二)开腹胆总管探查取石

目前仍然是治疗胆总管结石的主要手段。采用右上腹经腹直肌切口或右肋缘下斜切口都能满意显露胆总管。开腹后应常规触扪探查肝、胆、胰、胃和十二指肠等相关脏器。对于择期手术,有条件者在切开胆总管之前最好先行术中胆管造影或术中 B 超检查,进一步明确结石和胆管系统的病理状况。尤其原发性胆总管结石,多数伴有肝内胆管结石或胆管狭窄等改变,需要在术中同时解决。

切开胆总管取出结石后,最好常规用纤维胆管镜放入肝内外胆管检查和取石。直视下观察肝胆管系统有无遗留结石、狭窄等病变并尽可能取净结石。然后用 10～12F 号导尿管,若能顺利通过乳头进入十二指肠并从导尿管注入 10 mL 左右的生理盐水试验无误,表明乳头无明显狭窄。如果 10F 导尿管不能进入十二指肠,可用直径 2～3 mm 的 Bakes 胆管扩张器试探。正常 Oddi 乳头可通过直径 3～4 mm 的扩张器,使用金属胆管扩张器应从直径 2～3 mm 的小号开始,能顺利通过后逐渐增大一号的扩张器。随胆总管的弯度轻柔缓慢放入,不可猛力强行插入,以免穿破胆总管下端形成假道,发生严重后果。胆总管明显扩张者可将手指伸入胆总管探查。有时质软、泥样的结石可以黏附在扩张胆管一侧的管壁或壶腹部,不阻碍胆管探子和导尿管通过,此时手感更为准确。还应再次强调,无论采用导尿管、Bakes 扩张器或手指伸入探查,都不能准确了解有无胆管残留结石或狭窄,特别是肝内胆管的状况。而术中胆管镜观察和取石,可以弥补这一不足,有效减少或避免残留结石。北京大学第三医院手术治疗 1 589 例原发性肝胆管结石病例,单纯外科手术未使用胆管镜检查取石的 683 例中,残留结石达 42.8%(292/683)。术中术后联合使用胆管镜检查碎石取石的 906 例中,残留结石仅 2.1%(19/906)。因此择期胆管探查手术,常规进行胆管镜检查取石具有重要意义。

胆总管切开探查后,是否放置胆管引流意见不一致。目前认为不放置胆管引流,仅适于单纯性胆总管内结石(主要是继发结石),胆管系统基本正常。确切证明无残留结石、无胆管狭窄(特别是无胆总管下段或乳头狭窄)、无明显胆管炎等少数情况。可以缩短住院时间,避免胆管引流的相关并发症。严格掌握适应证的情况下可以即期缝合胆总管。在缝合技术上最好使用无创伤的带针细线,准确精细严密缝合胆总管切口,预防胆汁溢出。但应放置肝下腹腔引流,以便了解和引出可能发生的胆汁溢出。

胆总管探查取石放置 T 形管引流,是多年来传统的方法。可以有效防止胆汁外渗,避免术后胆汁性腹膜炎和局部淤胆感染,安全可靠,并可在术后通过 T 形管了解和处理胆管残留结石等复杂问题。特别是我国原发性胆管结石发病率高,并存肝内胆管结石和肝内外胆管扩张狭窄等复杂病变者较多,很难保证胆总管探查术中都能完善处理。因此大多数情况下仍应放置 T 形管引流为妥。T 形管材料应选择乳胶管,容易引起组织反应,一般在 2～3 周可因周围粘连形成窦道。用硅胶管或聚乙烯材料的 T 形管,组织反应轻,不易形成窦道,拔管后发生胆汁性腹膜炎的机会较多,不宜采用。T 形管的粗细,应与胆总管内腔相适应。经修剪后放入胆总管的短臂直径不宜超过胆管内径,以免缝合胆管时有张力。因为张力过大、过紧,有可能导致胆管壁血供不足或裂开、胆汁溢出和日后发生胆管狭窄。若有一定程度胆总管扩张者,最好选用 22～24F 的 T 形管,以便术后用纤维胆管镜经窦道取石。缝合胆总管切口,以 00 或 000 号的可吸收线为好。因为丝线等不吸收线的线结有可能进入胆总管内成为结石再发的核心。胆总管缝合完成后,可经 T 形管长臂,轻轻缓慢注入适量生理盐水试验是否缝合严密,若有漏水应加针严密缝合,以免术后发生胆汁渗漏。关腹前将 T 形管长臂和肝下腹腔引流管另戳孔引出体外,以免影响腹壁切口一期愈合。

**(三)腹腔镜胆总管探查取石**

主要适于单纯性胆总管结石,并经术前或术中胆管造影证明确无胆管系统狭窄和肝内胆管多发结石者。因此这一方法多数为继发性胆总管结石行腹腔镜胆囊切除术时探查胆总管。切开胆总管后多数需要经腹壁戳孔放入纤维胆管镜用取石网篮套取结石,难度较大,需要有熟练的腹腔镜手术基础。取出结石后可根据具体情况决定直接缝合胆总管切口或放置 T 形管引流。

**(四)胆总管下段狭窄、梗阻的处理**

无论原发性或继发性胆总管结石并胆总管明显扩张者,常有并存胆总管下端狭窄梗阻的可能。术中探查证实胆总管下端明显狭窄、梗阻者,应同时行胆肠内引流术,建立通畅的胆肠通道。

1.胆总管十二指肠吻合术

手术比较简单、方便、易行,早期效果较好,过去常被采用。但因这一术式不可避免发生胆管反流或反流性胆管炎,反复炎症容易导致吻合口狭窄,复发结石,远期效果欠佳。特别是吻合口上端胆管存在狭窄或肝内胆管残留结石未取净者,往往反复发生严重胆管炎或胆源性肝脓肿。有学者总结 72 例胆总管十二指肠吻合术后平均随访 5 年半的效果,优良仅占 70.8%,死于重症胆管炎或肝脓肿者占 6.3%。分析研究远期效果不良的原因:吻合口上端胆管存在不同程度的狭窄或残留结石占 52.7%,吻合口狭窄占 21%,单纯反流性胆管炎占 26.3%。因此,胆总管十二指肠吻合术今已少用。目前多主张仅用于年老、体弱、难以耐受较复杂的手术并已明确吻合口以上胆管无残留结石、无狭窄梗阻者。吻合口径应在 2～3 cm,防止日后回缩狭窄。

2.胆总管十二指肠间置空肠吻合术

将一段长 20～30 cm 带血管的游离空肠两端分别与胆总管和十二指肠吻合,形成胆总管与十二指肠间用空肠架桥式的吻合通道。虽然在与十二指肠吻合处做成人工乳头或延长空肠段达 50～60 cm,仍难以有效防止胆管反流并易引起胆汁在间置空肠段内滞留、增加感染因素。手术过程也比较复杂,远期效果和手术操作并不优于胆总管空肠吻合术。目前较少采用。

3.胆总管空肠 Roux-en-Y 吻合术

利用空肠与胆总管吻合,容易实现 3～5 cm 的宽大吻合口,有利于防止吻合口狭窄。空肠的游离度大、操作方便、灵活,尤其是并存肝总管、肝门以上肝胆管狭窄或肝内胆管结石者,可以连续切开狭窄的肝门及左右肝管乃至Ⅲ级肝胆管,解除狭窄,取出肝内结石,建立宽畅的大口吻合。适应范围广、引流效果好。辅以各种形式的防反流措施,防止胆管反流和反流性胆管炎,是目前最常用的胆肠内引流术式。

4.Oddi 括约肌切开成形术

早年较多用于胆总管末端和乳头狭窄患者,切开十二指肠行 Oddi 括约肌切开、成形。实际上如同低位胆总管十二指肠吻合,而且操作较十二指肠吻合复杂、较易发生再狭窄,远期效果并不优于胆总管十二指肠吻合术。特别是近年来 EST 成功用于临床和逐渐普及,不开腹、创伤小、受欢迎。适于 Oddi 括约肌切开的病例,几乎均可采用 EST 代替,并能获得同样效果,因此开腹 Oddi 括约肌切开成形术已极少采用。

# 第七节　胆　囊　结　石

## 一、发病情况

胆囊结石是世界范围的常见病、多发病,其发病总体呈上升趋势,而且近些年的研究提示胆囊结石与胆囊癌的关系密切,因而,对胆囊结石的发病研究越来越重视,目的是找出与其发病相关的因素,以便更好地预防其发生,同时减少并发症,也可能对降低胆囊癌的发病率起到一定作用。我国胆石症的平均发病率为 8% 左右,个别城市普查可高达 10% 以上,而且胆石症中 80% 以上为胆囊结石。

胆囊结石的发病与年龄、性别、肥胖、生育、种族和饮食等因素有关,也受用药史、手术史和其他疾病的影响。

### (一)发病年龄

大多的流行病学研究表明,胆囊结石的发病率随着年龄的增长而增加。本病在儿童期少见,其发生可能与溶血或先天性胆管疾病有关。一项调查表明,年龄在 40~69 岁的 5 年发病率是低年龄组的 4 倍,高发与低发的分界线为 40 岁,各国的报道虽有一定差异,但发病的高峰年龄都在 40~50 岁这一年龄段。

### (二)发病性别差异

近年来超声诊断研究结果男女发病之比约为 1:2,性别比例的差异主要体现在胆固醇结石发病方面,胆囊的胆色素结石发病率无明显性别差异。女性胆固醇结石高发可能与雌激素降低胆流、增加胆汁中胆固醇分泌、降低总胆汁酸量和活性,以及黄体酮影响胆囊动力、使胆汁淤滞有关。

### (三)发病与肥胖的关系

临床和流行病学研究显示,肥胖是胆囊胆固醇结石发病的一个重要危险因素,肥胖人发病率为正常体重人群的 3 倍。肥胖人更易患胆囊结石的原因在于其体内的胆固醇合成量绝对增加,或者比较胆汁酸和磷脂相对增加,使胆固醇过饱和。

### (四)发病与生育的关系

妊娠可促进胆囊结石的形成,并且妊娠次数与胆囊结石的发病率呈正相关,这种观点已经临床和流行病学研究所证明。妊娠易发生结石的原因:①孕期的雌激素增加使胆汁成分发生变化,可增加胆汁中胆固醇的饱和度。②妊娠期的胆囊排空滞缓,B 超显示,孕妇空腹时,胆囊体积增大,收缩后残留体积增大,胆囊收缩速率减小。③孕期和产后的体重变化也影响胆汁成分,改变了胆汁酸的肠肝循环促进了胆固醇结晶的形成。

### (五)发病的地区差异

不同国家和地区发病率存在一定差别,西欧、北美和澳大利亚人胆石症患病率高,而非洲的许多地方胆石症罕见;我国以北京、上海、西北和华北地区胆囊结石发病率较高。国家和地区间的胆石类型亦不同,在瑞典、德国等国家以胆固醇结石为主,而英国则碳酸钙结石比其他国家发病率高。

### (六)发病与饮食因素

饮食习惯是影响胆石形成的主要因素,进食精制食物、高胆固醇食物者胆囊结石的发病率明显增高。因为精制碳水化合物增加胆汁胆固醇饱和度。我国随着生活水平提高,胆囊结石发病已占胆石症的主要地位,且以胆固醇结石为主。

### (七)发病与遗传因素

胆囊结石发病在种族之间的差异亦提示遗传因素是胆石症的发病机制之一。即凡有印第安族基因的人群,其胆石发病率就高。以单卵双胎为对象的研究证明,胆石症患者的亲属中发生胆石的危险性亦高,而胆石症家族内的发病率,其发病年龄亦提前,故支持胆石症可能具有遗传倾向。

### (八)其他因素

胆囊结石的发病亦与肝硬化、糖尿病、高脂血症、胃肠外营养、手术创伤和应用某些药物有关。如肝硬化患者胆石症的发病率为无肝硬化的 3 倍,而糖尿病患者胆石症的发病率是无糖尿病患者的 2 倍。

## 二、病因及发病机制

胆囊结石成分主要以胆固醇为主,而胆囊结石的形成原因至今尚未完全清楚,目前考虑与脂类代谢、成核时间、胆囊运动功能、细菌基因片段等多种因素密切相关。

人类对于胆囊结石形成机制的研究已有近百年历史,并且在很长的一段时间内一直处于假说的水平。20 世纪 60 年代 Small 等人提出胆囊结石中胆固醇的主要成分是其单水结晶,胆囊结石的形成实际上是单水结晶形成、生长、凝固和固化的结果。他们并对胆汁中胆固醇的溶解过程进行了详细的研究,最终发现胆固醇与胆盐、磷脂酰胆碱三者以微胶粒的形式溶解于胆汁中,并且于 1968 年提出了著名的"Admriand-Small"三角理论。1979 年 Holan 等在实验中将人体胆汁进行超速离心,用偏光显微镜观察胆汁中出现单水结晶所需的时间即"成核时间",发现胆囊结石患者胆汁的成核时间要明显短于正常胆汁成核时间,在正常的胆囊胆汁其成核时间平均长达 15 天,因而胆汁中的胆固醇成分可通过胆管系统而不致被析出;相反,胆囊结石患者的胆汁,其成核时间可能缩短至 2.9 天。目前显示胆汁中的黏液糖蛋白、免疫球蛋白等均有促成核的作用。至于抑制成核时间的物质可能与蛋白质成分有关,多为小分子蛋白质,但具体性质尚未确定。因而初步发现胆囊结石的形成与胆汁中胆固醇过饱和的程度无关。其实验结果明显与 Small 等研究结果相矛盾,这样使胆石成因的研究工作一度处于停顿状态。

在以后的胆石成因探讨中,人们发现胆囊结石的形成不仅与胆固醇有关,而且与细菌感染存在一定的联系,细菌在胆石形成中的作用开始被重视。过去的结果显示细菌在棕色结石的病因发生中具有至关重要的作用,较典型的证据是细菌多在胆总管而非胆囊中发生。然而形成鲜明对照的是进行胆囊结石手术的患者10%～25%可得到胆汁阳性细菌培养结果,并发胆囊炎时则更高。但由于过去人们把研究目标集中到胆囊结石中的主要成分胆固醇上,细菌在其发生中的作用被忽略了。Vitetta终于注意到了这一点,并在胆囊结石相关胆汁中发现了胆色素沉积,他通过进一步研究发现近半数的胆囊结石尽管胆固醇是其主要成分,但在其核心都存在着类似胆色素样的沉积,这其中一部分甚至是胆汁细菌培养阴性的患者。Stewart用扫描电镜也发现细菌不仅存在于色素型胆囊结石中,而且也存在于混合型胆囊结石中。在这诸多探讨中,Goodhart的研究应当说是最为接近的,在他实验中约半数无症状胆囊结石患者的胆石、胆汁及胆囊壁培养出有短棒菌苗生长,但最为可惜的是当时由于培养出的细菌浓度较低和缺乏应有的生物学性状,最终把实验结果归结于细菌污染而没有进行更深入的探讨。

无论前人的研究如何接近,由于受研究方法的限制一直没有从胆囊结石中可靠地繁殖到大量细菌,而且用传统方法所培养出来的细菌往往不能代表原始的菌群,因此只有在方法上改进才能使这一研究得以深入。现代分子生物学的飞速发展为胆囊结石成因的探讨提供了新途径,尤其是具有细菌"活化石"之称的16S rRNA的发现,为分析胆囊结石形成中的细菌序列同源性提供了有力手段。Swidsinsk通过对20例胆汁培养阴性患者的胆囊结石标本行PCR扩增,结果在胆固醇含量70%～80%的17例患者中16例发现有细菌基因片段存在,而胆固醇含量在90%以上的3例患者则未发现细菌DNA。此后细菌在胆囊结石形成中的作用才真正被人们所关注,有关该方面的报道日渐增多。由此认为细菌是胆石症患者结石中一个极其重要的分离物,初步揭示了细菌在胆囊结石的形成初期具有重要作用。然而由于16S rRNA的同源性分析仅适合属及属以上细菌菌群的亲缘关系,因此该方法并不能彻底确定细菌的具体种类,也就无法确定不同细菌在胆囊结石形成中的不同作用。因此确定胆囊结石形成中细菌的种类成为胆石成因研究中的关键问题。而目前只有在改良传统培养方法的基础上,确定常见的胆囊结石核心细菌菌种,才能设计不同的引物,进行更深入的探讨。

国内学者通过对胆固醇结石与载脂蛋白B基因多态性的关系研究,发现胆固醇组 $X^+$ 等位基因频率明显高于对照组,并且具有 $X^+$ 等位基因者其血脂总胆固醇、低密度脂蛋白胆固醇及ApoB水平显著高于非 $X^+$ 者,提示 $X^+$ 等位基因很可能是胆固醇结石的易感基因。

### 三、临床表现

约 60％的胆囊结石患者无明显临床表现,于查体或行上腹部其他手术而被发现。当结石嵌顿引起胆囊管梗阻时,常表现为右上腹胀闷不适,类似胃炎症状,但服用治疗胃炎药物无效,患者多厌油腻食物;有的患者于夜间卧床变换体位时,结石堵塞于胆囊管处暂时梗阻而发生右上腹和上腹疼痛,因此部分胆囊结石患者常有夜间腹痛。

因胆囊结石多伴有轻重不等的慢性胆囊炎,疼痛可加剧而不缓解,可引起化脓性胆囊炎或胆囊坏疽、穿孔,而出现相应的症状与体征。胆囊结石可排入胆总管而形成继发性胆总管结石、胆管炎。

当胆囊结石嵌顿于胆囊颈或胆囊管压迫肝总管和胆总管时,可引起胆管炎症、狭窄、胆囊胆管瘘,也可引起继发性胆总管结石及急性重症胆管炎,这是一种少见的肝外梗阻性黄疸。国外报道其发生率为0.7％～1.8％,国内报道为0.5％～0.8％。

### 四、鉴别诊断

#### (一)慢性胃炎

慢性胃炎主要症状为上腹闷胀疼痛、嗳气、食欲减退及消化不良。纤维胃镜检查对慢性胃炎的诊断极为重要,可发现胃黏膜水肿、充血、黏膜色泽变为黄白或灰黄色、黏膜萎缩。肥厚性胃炎可见黏膜皱襞肥大,或有结节并可见糜烂及表浅溃疡。

#### (二)消化性溃疡

有溃疡病史,上腹痛与饮食规律性有关,而胆囊结石及慢性胆囊炎往往于进食后疼痛加重,特别进高脂肪食物。溃疡病常于春秋季节急性发作,而胆石性慢性胆囊炎多于夜间发病。钡餐检查及纤维胃镜检查有明显鉴别价值。

#### (三)胃神经官能症

虽有长期反复发作病史,但与进食油腻无明显关系,往往与情绪波动关系密切。常有神经性呕吐,每于进食后突然发生呕吐,一般无恶心,呕吐量不多且不费力,吐后即可进食,不影响食欲及食量。本病常伴有全身性神经官能症状,用暗示疗法可使症状缓解,鉴别不难。

### (四)胃下垂

本病可有肝、肾等其他脏器下垂。上腹不适以饭后加重,卧位时症状减轻,立位检查可见中下腹部胀满,而上腹部空虚,有时可见胃型并可有振水音,钡餐检查可明确诊断。

### (五)肾下垂

常有食欲不佳、恶心呕吐等症状,并以右侧多见,但其右侧上腹及腰部疼痛于站立及行走时加重,可出现绞痛,并向下腹部放射。体格检查时分别于卧位、坐位及立位触诊,如发现右上腹肿物因体位改变而移位则对鉴别有意义,卧位及立位肾X线平片及静脉尿路造影有助于诊断。

### (六)迁延性肝炎及慢性肝炎

本病有急性肝炎病史,尚有慢性消化不良及右上腹不适等症状,可有肝大及肝功不良,并在慢性肝炎可出现脾大,蜘蛛痣及肝掌,B超检查胆囊功能良好。

### (七)慢性胰腺炎

常为急性胰腺炎的后遗症,其上腹痛向左肩背部放射,X线平片有时可见胰腺钙化影或胰腺结石,纤维十二指肠镜检查及逆行胆胰管造影对诊断慢性胰腺炎有一定价值。

### (八)胆囊癌

本病可合并有胆囊结石。本病病史短,病情发展快,很快出现肝门淋巴结转移及直接侵及附近肝组织,故多出现持续性黄疸。右上腹痛为持续性,症状明显时多数患者于右上腹肋缘下可触及硬性肿块,B超及CT检查可帮助诊断。

### (九)肝癌

原发性肝癌如出现右上腹或上腹痛多已较晚,此时常可触及肿大并有结节的肝脏。B超检查,放射性核素扫描及CT检查分别可发现肝脏有肿瘤图像及放射缺损或密度减低区,甲胎蛋白阳性。

### 五、治疗

胆囊结石的治疗方法很多,自1882年Langenbuch在德国实行了第一例胆囊切除术治疗胆囊结石以来,已延用了一百多年,目前仍不失为一种安全有效的治疗方法。但对患者和医师来讲,手术毕竟不是最理想的方案,因此这一百多年来,医务工作者不断探讨非手术治疗胆囊结石的方法,如溶石、碎石、排石等,但

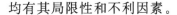

均有其局限性和不利因素。

**(一)非手术治疗**

**1.溶石治疗**

自 1891 年 Walker 首创乙醚溶石治疗以来,医务工作者不断探讨溶石药物如辛酸甘油三酯、甲基叔丁醚等。它们在体外溶石试验具有一定的疗效,但体内效果不佳,且具有一定的毒性,而这种灌注溶石的药物在临床适用术后由 T 管灌注治疗胆管残余结石,而对胆囊结石进行溶解则需要穿刺插管再灌注的方法,其复杂性不亚于手术,且溶石后易再复发。

1972 年美国的 Danzinger 等用鹅去氧胆酸溶解胆囊结石取得成功以来,鹅去氧胆酸、熊去氧胆酸作为口服溶石方法一直被人们沿用,其机制是通过降低胆固醇合成限速酶、还原酶的活性,降低内源性胆固醇的合成,扩大胆酸池,减少胆固醇吸收与分泌,因而使胆固醇结晶在不饱和胆汁中得以溶解,达到溶石目的。但溶石率较低且用药时间长,费用高。1983 年全美胆石协作组报道连续服药 2 年完全溶石率只达 5%～13%,停药后复发率达 50%,且多在 1～2 年内复发,此二药对肝脏具有一定的毒性,可导致 GTP 升高、腹泻、肝脏和血浆胆固醇的蓄积。

**2.体外冲击波碎石术**

20 世纪 70 年代中期慕尼黑大学医学院首先采用体外冲击波碎石方法治疗肾结石以来,得到广泛应用。在此基础上 1984 年医务工作者对胆石也采用体外冲击波碎石的方法治疗胆囊结石,但实验和临床结果表明其与肾结石碎后排石截然不同,胆结石不易排出体外,其原因有胆汁量明显少于尿量而较黏稠;胆囊管较细,一般内径在 0.3 cm 左右,内有多数螺旋瓣,而且多数有一定的迂曲,阻碍了破碎结石的排出;体外震波碎石后,胆囊壁多半受到冲击导致水肿充血,影响胆囊的收缩,进而导致胆囊炎发作,所以部分病例,在碎石后常因同时发生急性胆囊炎而行急诊胆囊切除术,所以体外震波碎石术对胆囊结石的治疗目前已较少应用,对肝内结石、胆总管单发结石尚有一定疗效。

**(二)手术治疗**

鉴于上述非手术治疗未获满意的效果,所以一百多年来胆囊切除术治疗胆囊结石一直被公认为有效措施。

**1.胆囊切开取石术**

简化手术方法的同时治疗外科疾病,一直是外科医师努力奋斗的目标。胆囊切开取石与胆囊切除相比确实创伤小、简便,但对于胆囊结石的治疗是一个不可取的方法。因为胆囊结石的形成是多因素作用的结果,一是胆汁成分的改变,二是胆囊运动功能的障碍,三是感染因素。另外胆囊本身分泌的黏蛋白等多种因素导致胆石的形成,胆囊切开取石术后胆囊周围的粘连无疑增加了胆囊运动功能的障碍,影响胆囊的排空,同时增加了感染因素,所以切开取石术后胆石复发率较高。因此,有学者认为胆囊切开取石只适用于严重的急性胆囊结石,胆囊壁的炎症和周围粘连,导致手术时大量渗血,胆囊三角解剖关系不清,易造成胆管损伤。这种患者可采用切开取石胆囊造瘘,待手术 3 个月到半年后再次行胆囊切除术。目前随着影像学的发展,有人采用硬质胆管镜在 B 超定位下经皮肝胆囊穿刺取石,虽然手术创伤进一步缩小,但仍存在着上述缺点,且操作难度大,故不易推广,适应证与胆囊切开取石相同。

2.开腹胆囊切除术

(1)适应证:胆囊结石从临床症状上大致分为 3 类:第一类为无症状胆囊结石;第二类具有消化不良表现,如食后腹胀、剑下及右季肋隐痛等症状的胆囊结石;第三类具有典型胆绞痛的胆囊结石。从临床角度上讲,除第一类无症状的胆囊结石外,第二类、第三类患者均为手术适应证。所谓无症状胆囊结石是指无任何上腹不适的症状,而是由于正常查体或其他疾病检查时发现胆囊结石的存在,这一类胆囊结石的患者是否行切除术具有一定的争议。无症状胆石可以不采用任何治疗,包括非手术疗法在内,但是随着胆囊结石病程的延长,多数患者所谓无症状胆石会向有症状发展,加之近年来胆囊结石致胆囊癌的发病率有增高趋势,故无症状胆囊结石是否需要手术治疗是一值得探讨的问题。胆囊结石并发症随着年龄增长而升高,故所谓"静止"的胆囊结石终生静止者很少,70%以上会发生一种或数种并发症而不再静止,且随着年龄的增长,癌变的风险增加。胆囊结石并发胆囊炎很少有自行痊愈的可能,因此,现在比较一致的意见是有条件地施行胆囊切除术,即选择性预防性的胆囊切除术。综合国内外的研究,以下胆石患者应行预防性胆囊切除术:年龄>50 岁的女性患者;病程有 5 年以上者;B 超提示胆囊壁局限性增厚;结石直径在 2 cm 以上者;胆囊颈部嵌顿结石;胆囊萎缩或囊壁明显增厚;瓷器样胆囊;以往曾行胆囊造瘘术。

(2)手术方法:有顺行胆囊切除术、逆行胆囊切除术、顺逆结合胆囊切除术之分。对 Calot 三角粘连过多、解剖不明者,多采用顺逆结合法进行胆囊切除,既能防止胆囊管未处理而导致胆囊内的小结石挤压至胆总管,又能减少解剖不清造成的胆管或血管损伤。下面以顺逆结合法为例介绍胆囊切除术。

　　麻醉和体位：常用持续硬膜外腔阻滞麻醉，对高龄、危重及精神过于紧张者近年来选择全身麻醉为妥。患者一般取仰卧位，不需背后加垫或使用腰桥。

　　切口：可采用右上腹直或斜切口。多选用右侧肋缘下斜切口，此种切口对术野暴露较满意、术后疼痛轻，而且很少发生切口裂开、切口疝或肠粘连梗阻等并发症。切口起自上腹部中线，距肋缘下 3～4 cm 与肋弓平行向右下方，长度可根据患者的肥胖程度、肝脏高度等具体选择。

　　游离胆囊管：将胆囊向右侧牵引，在 Calot 三角表面切开肝十二指肠韧带腹膜，沿胆囊管方向解剖分离，明确胆囊管、肝总管和胆总管三者的关系。穿过 4 号丝线靠近胆囊壁结扎胆囊管，并用作牵引，胆囊管暂不离断。

　　游离胆囊动脉：在胆囊管的后上方 Calot 三角内解剖分离找到胆囊动脉，亦应在靠近胆囊壁处结扎。若局部炎性粘连严重时不要勉强解剖胆囊动脉，以防不慎离断回缩后出血难止或损伤肝右动脉。

　　游离胆囊：自胆囊底部开始，距肝脏约 1 cm 切开胆囊浆膜层，向体部用钝性结合锐性法从肝床上分离胆囊壁，直至胆囊全部由胆囊窝游离。此时再明确胆囊动脉的位置、走行，贴近胆囊壁离断胆囊动脉，近心端双重结扎；另外，仅剩的胆囊管在距胆总管约 0.5 cm 处双重结扎或缝扎。

　　对于胆囊结石并慢性炎症很重及肥胖的病例，胆囊壁明显水肿、萎缩或坏死，Calot 三角处脂肪厚、解剖关系难辨，胆囊从肝床上分离困难，可做逆行切除或胆囊大部切除术。逆行切除游离胆囊至颈部时不必勉强分离暴露胆囊动脉，在靠近胆囊壁处钳夹、切断、结扎胆囊系膜即可，只留下胆囊管与胆囊和胆总管相连时较容易寻找其走行便于在适当部位切断结扎。有时胆囊炎症反复发作后 Calot 三角发生明显的纤维化或胆囊壁萎缩纤维化与肝脏紧密粘连愈着，不适宜勉强行常规的胆囊切除术，可行胆囊大部切除术，保留小部分后壁，用电刀或用石炭酸烧灼使黏膜坏死。胆囊管距胆总管适当长度予以结扎，留存的胆囊壁可缝合亦可敞开。

　　胆囊床的处理：慢性胆囊炎的胆囊浆膜层往往较脆，切除后缝合胆囊床困难，是否缝合存在争议。主张缝合的理由是防止出血和预防术后粗糙的胆囊床创面引起粘连性肠梗阻，但是依学者的经验，胆囊去除后对胆囊窝创面认真地用结扎或电凝止血、用大网膜填塞创面，数百例患者不缝合胆囊床无一例发生此类并发症。

　　放置引流管：在 Winslow 孔处常规放置双套管引流，自右侧肋缘下腋中线处引出体外。对于病变较复杂的胆囊切除术，应常规放置引流，这样可减少渗出液吸收,减轻局部和全身并发症。另外胆囊切除术后大量渗胆和胆外瘘仍有发生的报道,引流在其诊治方面可起重要作用。

部分胆囊结石患者同时合并胆管结石,当有下列指征时,应在胆囊切除术后行胆总管探查术:既往有梗阻性黄疸病史;有典型的胆绞痛病史,特别是有寒战和高热病史;B超、磁共振胰胆管成像(magnetic resonance cholangio pancreatography,MRCP)、PTC检查发现胆总管扩张或胆总管结石;手术中扪及胆总管内有结石、蛔虫或肿瘤;手术中发现胆总管扩张>1.5 cm,胆管壁炎性增厚;术中行胆管穿刺抽出脓性胆汁、血性胆汁或胆汁内有泥沙样胆色素颗粒;胰腺呈慢性炎症而无法排除胆管内有病变者。

3.腹腔镜胆囊切除术

自1987年法国Mouret实行了第一例腹腔镜胆囊切除术,短短的十余年间腹腔镜胆囊切除术迅速风靡全世界,同时也促进了微创外科的发展。腹腔镜胆囊切除术有创伤小、恢复快、方法容易掌握等优点,其手术适应证基本同开腹胆囊切除术。但是必须清楚地认识到腹腔镜不能完全代替开腹胆囊切除术,有些报道腹腔镜胆囊切除术合并胆管损伤率明显高于开腹手术,所以腹腔镜胆囊切除术是具有一定适应证的,特别是对于初学者应选择胆囊结石病程短、B超提示胆囊壁无明显增厚的胆囊结石患者。腹腔镜探查时若发现胆囊周围粘连较重,胆囊三角解剖不清,应及时中转开腹手术。即使对于熟练者也应有一定的选择,对于老年、病程长、胆囊壁明显增厚、不排除早期癌变者,最好不要采用腹腔镜手术,以免延误治疗。

# 第四章

# 胰、脾疾病

## 第一节 胰腺外伤

　　胰腺位于腹膜后,位置深在,一般腹部闭合性外伤不易伤及胰腺,故胰腺外伤并不多见,占腹部外伤的 3%～5%,多为机动车事故、高空坠落或上腹部穿透性创伤所致。但胰腺创伤后果较严重,大多合并周围器官和重要血管损伤,且合并伤的处理常常决定胰腺外伤的预后和死亡率。因此,熟悉胰腺解剖对其外伤的救治非常重要。

### 一、损伤原因

#### (一)闭合性创伤

　　胰腺为腹膜后器官,紧贴并横跨脊柱,组织脆弱,移动度小,常见高速行驶的车辆突然减速,致方向盘撞击上腹部,与脊柱共同挤压胰腺,导致胰腺损伤;高空坠落时上腹部受到巨大冲击,同样可使脆弱的胰腺组织挤压于腹壁与脊柱之间,引起损伤。

#### (二)开放性创伤

　　占胰腺创伤的 70%～80%,常伴一个或多个周围脏器损伤。下胸部、腰部、上腹部的刀、枪、爆炸等外伤皆应警惕胰腺损伤。枪伤和爆炸伤常致胰腺不规则断裂、贯通性损伤,多合并较严重的污染。

#### (三)医源性损伤

　　胰腺肿块活检、腹膜后穿刺引流、胰腺周围脏器手术等可引起胰腺损伤。

### 二、分型

　　了解胰腺损伤的类型有助于选择合理治疗方案。目前对胰腺外伤的分型国际上有以下几种方法：Lucas 分型法、Smego 分型法、道见弘分型法、AAST 分型法，其中以 AAST 分型法应用最为普遍。

### （一）Lucas 分型法

Ⅰ型，胰腺轻度挫伤或裂伤，无大胰管损伤；Ⅱ型，胰腺远侧部裂伤，可疑有大胰管损伤；Ⅲ型，胰腺近侧部（胰头）挫裂或断裂伤；Ⅳ型，严重的胰十二指肠损伤。

### （二）Smego 分型法

Ⅰ型，胰腺挫伤或被膜下小血肿；Ⅱ型，胰腺实质内血肿，但无大胰管损伤；Ⅲ型，胰腺实质挫裂或断裂伤，有大胰管损伤；Ⅳ型，胰腺严重挫裂伤。

### （三）道见弘分型法

Ⅰ型（挫伤型），胰腺点状出血或血肿，被膜完整，腹腔内无胰液漏出；Ⅱ型（裂伤型），无主胰管损伤的各类胰腺损伤；Ⅲ型（主胰管损伤）：①胰体、尾部主胰管损伤；②胰头部主胰管损伤。

### （四）AAST 分型法

Ⅰ型，小血肿、浅表裂伤，无大胰管损伤；Ⅱ型，较大血肿、较深裂伤，无大胰管损伤；Ⅲ型，胰腺远侧断裂伤，有大胰管损伤；Ⅳ型，胰腺近侧断裂伤或累及壶腹部，有大胰管损伤；Ⅴ型，胰头严重毁损，有大胰管损伤。

### 三、临床表现

胰腺损伤的临床表现差异很大，主要受胰管有无损伤、损伤程度及部位等影响。胰管无破裂的胰腺挫伤或包膜撕裂伤，往往表现出急性胰腺炎的症状和体征。一些轻伤患者可能在受伤后数周至数年，才因为胰腺损伤后并发症，如胰腺假性囊肿出现上腹部包块，慢性胰腺炎、胰腺脓肿、胰腺纤维化等出现低热、肩背部牵涉痛或上腹长期不适等就诊。有胰管损伤的患者，胰液外溢引起急性腹膜炎，表现为剧烈腹痛、腹胀、恶心、呕吐。如近端胰管破裂，大量胰液外漏，可出现虚脱或休克。合并十二指肠损伤的患者，损伤早期即可出现休克，腹部检查可有全腹明显的肌紧张、压痛及反跳痛，肠鸣音减弱至消失。

偶然有些病例，尽管胰管完全断裂，伤后数周或数月也无症状和体征出现。这种情况可能与下列因素有关：①胰腺位于腹膜后、位置深，胰液未流入腹腔。②损伤部位被隔离，胰酶未被激活。③胰实质受损伤后，胰液分泌减少。

靠近胰腺的腹部手术，如有胰腺损伤，术后即可出现持续性腹痛，或伴有持续呕吐、体温升高、脉搏增快及腹膜炎征象。有些患者表现为手术切口或引流口较多渗液,测定渗液 pH 常为碱性,淀粉酶值可高达 100～200 U/L(Somogyi 法)。

**四、辅助检查**

**(一)实验室检查**

1.血液检查

红细胞计数减少,血红蛋白及血细胞比容下降,而白细胞计数明显增加。早期白细胞计数增加是应激反应所致。

2.血清淀粉酶测定

胰腺闭合性损伤血清淀粉酶升高较穿透伤者多,但文献报道血清淀粉酶测定对诊断胰腺外伤的价值有争论。部分胰腺损伤的患者早期测定血清淀粉酶可不增高,目前大多认为血清淀粉酶>30 U/L(Somogyi 法),或伤后连续动态测定血清淀粉酶出现逐渐升高趋势,应作为诊断胰腺损伤的重要依据。

3.尿淀粉酶测定

胰腺损伤后 12～24 小时尿淀粉酶逐渐上升,虽然晚于血清淀粉酶升高,但持续时间较长,因此尿淀粉酶测定有助于胰腺损伤的诊断。对怀疑有胰腺损伤的患者进行较长时间监测,若尿淀粉酶>50 U/L(Somogyi 法)有诊断意义。

4.腹腔穿刺液淀粉酶测定

在胰腺损伤早期或轻度损伤的患者,腹腔穿刺可为阴性。胰腺严重损伤的患者,腹腔穿刺液为血性,淀粉酶升高,可高于血清淀粉酶值。有学者认为>10 U/L(Somogyi 法)可作为诊断标准。

5.腹腔灌洗液淀粉酶测定

对怀疑有胰腺损伤的患者,腹部症状和体征不明显,全身情况稳定,若腹腔穿刺为阴性,可行腹腔灌洗后测定灌洗液中淀粉酶浓度,对胰腺损伤的诊断有一定价值。

**(二)影像学检查**

1.X 线平片

可见上腹部大片软组织致密影,左侧腰大肌及肾影消失,腹脂线模糊或消失,为胰腺肿胀和周围出血所致。若合并胃十二指肠破裂,可见脊肋三角气泡或膈下游离气体。

2.B 超检查

可判断腹腔内实质性器官的损伤和部位、程度、范围及创伤后腹腔内局限性感染、脓肿。能发现胰腺局限性或弥漫性增大,回声增强或减弱,血肿及假性囊肿形成,并可定位行诊断性穿刺。胰腺断裂伤可见裂伤处线状或带状低回声区。但该检查易受肠道积气的影响。

3.CT 检查

CT 对胰腺损伤的早期诊断有很高价值。胰腺损伤的 CT 表现为胰腺弥漫性或局限性增大,边缘不清,或见包裹不全的非均匀性液体积聚,CT 值在 20~50 HU,胰腺水肿或胰周积液,左肾前筋膜增厚。在增强 CT 片上可见断裂处呈低密度的线状或带状缺损。合并十二指肠损伤者还可见肠外气体或造影剂。

4.内镜逆行胰胆管造影术(ERCP)

有时对胰腺损伤有一定诊断价值,可发现造影剂外溢或胰管中断,是诊断有无主胰管损伤的可靠方法。但该检查可能出现 4%~7% 的并发症,病死率为 1%,而且上消化道改建手术,食管、胃十二指肠严重狭窄及病情危重者不能行此项检查。腹部闭合性损伤患者度过急性期后行该检查,能够明确胰管损伤情况,对手术方案的确定有重要价值(图 4-1)。

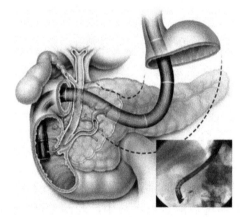

图 4-1　ERCP 示意图

5.磁共振胰胆管成像(MRCP)

MRCP 是一种观察胰胆管系统的无创技术,可以显示自然的胰胆管形态,无注射造影剂压力的影响,能够与 ERCP 互补,已成为胆胰系统疾病的重要诊断方法。

6.诊断性腹腔镜探查

腹腔镜探查的优点是可在微小创伤下直接观察损伤脏器并判断有无活动性出血,不但可提供准确诊断,有利于选择适宜的治疗方案,也避免了不必要的剖腹探查,减少了手术所致的并发症和病死率,可使 $54\% \sim 57\%$ 的患者避免剖腹手术的创伤。但它仍属侵入性诊治方法,因暴露不易,对腹膜后脏器的诊断不及CT 检查,肠道损伤有可能漏诊,大出血、明显腹膜炎和患者全身情况不佳时并不适用,因此合理选择病例非常重要。有报道认为腹腔镜探查适用于患者临床症状较轻,但又无法排除腹内脏器损伤时,或已经证实有腹内脏器损伤,而血流动力学相对稳定的伤者;或不同程度意识障碍致临床表现和体征模糊,需排除腹内脏器损伤者。腹腔内大出血、休克、危重患者、腹腔广泛粘连、中期以上妊娠等属禁忌证。有报道普通外科诊断性腹腔镜探查术的并发症发生率为 $0\% \sim 3\%$ 。

**五、诊断**

胰腺损伤的诊断,尤其闭合性胰腺损伤的诊断较困难。由于胰腺的解剖学特点,其损伤初期腹部症状、体征轻微,甚至胰管横断患者外伤后数周,乃至数月无症状,直至形成假性胰腺囊肿时才获得诊断。在合并腹内其他脏器损伤时,更无法依据腹腔内出血或弥漫性腹膜炎在术前确诊胰腺损伤。在剖腹探查中,外科医师也可能将注意力集中于处理其他腹内脏器损伤,或仅注意了胰腺前表面包膜撕裂和胰实质小裂伤,而忽略了胰腺后面和主胰管的损伤。在颅脑、脊髓损伤或意识障碍者,腹部症状、体征可被掩盖,更易导致遗漏胰腺损伤。因此,提高对胰腺损伤的警惕是很必要的。以下几个方面有助于胰腺损伤的诊断。

**（一）外伤史和体征**

枪弹伤或利器伤引起的上腹、下胸部开放性损伤,都要考虑胰腺损伤的可能。一般对腹部枪弹伤主张立即剖腹探查。前腹壁刀伤,如有腹膜炎症状、体征,伤道检查证明穿透腹膜者也应立即剖腹探查。如没有明显腹膜炎表现,而又怀疑腹腔内脏器损伤者,腹腔穿刺或腹腔灌洗有助于诊断。钝性腹部外伤中,如交通事故中方向盘撞击,突然减速时安全带压迫,高空坠地,以及其他高动能重物撞击等,暴力方向直接作用于上腹或季肋区者,都需高度注意胰腺损伤。

**（二）淀粉酶测定**

胰腺外伤后胰管断裂时,胰液流入腹腔,经腹膜淋巴管回流入静脉,引起血尿淀粉酶升高。有学者观察到损伤部位越接近主胰管的近端,血清淀粉酶水平越高,这反映了在主胰管断裂远侧,分泌胰液的腺泡细胞和漏出的分泌物容量越多。当远侧胰腺组织严重损毁,使腺泡细胞大量失活,血清淀粉酶可能正常。据国外资料统计约 $40\%$ 的胰腺外伤最初血清淀粉酶水平正常。有学者发现低血容量性休克和应用血浆增容剂可引起血淀粉酶升高,认为这种现象与肾脏低灌流或增容剂抑制肾廓清有关。Olsen 报道225 例钝性腹部外伤血清淀粉酶升高者中,证实有胰腺外伤的仅 8%。腮腺也分泌淀粉酶,因此血淀粉酶由胰和非胰淀粉酶两部分组成,而腮腺外伤也可引起血淀粉酶升高。所以,淀粉酶作为胰腺外伤的血清学标志物,缺乏特异性和敏感性。只有当缺乏立即剖腹探查指征时,定时监测血、尿淀粉酶,呈持续高水平或进行性升高时,对胰腺外伤及其并发症诊断有帮助。胰腺外伤初期血淀粉酶水平增高,随后恢复正常者,应进行其他详细检查。

**(三)诊断性腹腔穿刺**

对腹腔内出血的诊断价值高。当患者昏迷、截瘫掩盖症状及体征时,诊断困难,腹腔穿刺是很好的诊断方法。主胰管断裂时,腹腔穿刺液淀粉酶明显升高。

**(四)影像学诊断**

血流动力学稳定而又可疑胰腺损伤者,可进一步选用影像学诊断。

**1.B 超检查**

可显示胰腺影像及腹腔内积液情况。文献报道 B 超检查对钝性腹部外伤诊断敏感性为 92.8%,特异性为 100%。因此,B 超检查对钝性腹部外伤中胰腺损伤的诊断具有重要价值。

**2.CT 检查**

CT 扫描可显示腹腔内和腹膜后脏器影像,腹腔内有 100 mL 以上的液体 CT 即可显示,对诊断腹腔内出血有帮助。有学者报道 CT 对胰腺外伤诊断的准确性为 99%、敏感性为 95%、特异性为 100%。血流动力学稳定时,可疑胰腺外伤者,CT 检查是可靠的诊断方法。

**3.ERCP**

对确定胰管的完整性是最有用的检查方法。适用于胰腺损伤后症状、体征轻微,血流动力学稳定的少数患者。

**(五)术中诊断**

术中胰腺损伤诊断依据包括:①显露胰腺可直接看见胰腺损伤。②胰腺周围、小网膜囊内腹膜水肿,脂肪坏死或皂化斑。③后腹膜胆汁染色。

**六、治疗**

胰腺损伤的治疗原则为控制出血,寻找胰管,适当清创,充分引流,处理联合伤。胰腺轻度挫裂伤占胰腺损伤的 87%,这类损伤没有较大胰管的破裂,治疗需要严密止血及充分外引流。胰腺组织的出血需通过缝扎止血,切忌钳夹,否则不仅达不到止血目的,反而会造成新的出血。钛夹和氩气刀均可尝试,止血效果较好。对于胰腺被膜下血肿,应切开被膜,清除血肿。胰腺被膜不需要修补,修补会增加假性囊肿形成的机会。无论损伤大小,局部引流都十分重要。引流的目的在于控制胰漏,防止脓肿及假性囊肿形成。主动的负压引流优于被动引流,有学者报道前者的并发症发生率只有 2%,而后者高达 39%。另也有研究显示两种引流的效果差别不大。引流后虽然有些患者会发生胰漏,但多数胰漏可以自愈,少数长期不愈的胰漏,可再次手术行内引流。放置引流时,最好选择质地柔软的硅胶管,过硬的引流管可能会对周围组织造成损伤。引流管放置时间一般为 1 周左右,渗液减少后即可拔除。对于损伤复杂严重,引流放置时间较长的患者,需注意保持引流管通畅。

远端胰腺损伤是指肠系膜上血管左侧胰腺的挫裂伤或断裂伤,占胰腺损伤的 11%,当此类损伤伴有主胰管断裂时,可将损伤的远端胰腺切除,并将保留的头端胰腺的胰管找出,予以缝扎。对于此类损伤单纯引流并发症多,不提倡。对仅累及胰尾的严重挫裂伤,行简单的胰尾切除术即可,预后多良好。如果胰尾很容易被游离出来,应当尽量保留脾。如果胰腺损伤严重或血流动力学不稳定,而保留脾须花费许多时间游离胰尾与脾门时,则应果断切除脾。脾切除术后败血症的发生率并不高,但术后有脾静脉和门静脉血栓形成的可能,应注意预防。

胰腺残端可以间断缝合或使用缝合器关闭。Wisnar 发现使用不可吸收缝线比使用可吸收缝线术后并发症发生率高。也有多种临床试验显示缝线的类型及是否使用缝合器对术后并发症的发生率并无影响,但是使用缝合器关闭胰腺残端显然更加快捷、安全。为降低胰漏的发生率,可以在缝线上使用纤维蛋白胶,也可以在胰腺残端上覆盖网膜。但是无论采用何种方法关闭胰腺残端,均应放置引流管。如果近端胰管有损伤或有病变影响胰液引流,则胰腺残端应与空肠行 Roux-en-Y 胰肠吻合术。

值得注意的是,胰腺远端断裂伤的切除界限清楚,而重度挫裂伤,尤其是胰腺背侧的挫裂伤,其前表面可能损伤不严重。为明确有无主胰管损伤或断裂,常需要显露胰腺的后方。可通过 Kocher 手法松解十二指肠第 2 段至 Treitz 韧带,以便从胰头和十二指肠的后方进行探查。切开降结肠旁沟无血管区,游离降结肠和结肠脾曲,在胰腺和肾脏之间的平面游离,将脾和结肠脾曲向中线掀起,可游离并从后方探查胰体尾部。

近端胰腺损伤是指肠系膜上血管右侧胰腺组织的挫裂伤或断裂伤。此类损伤情况复杂,处理起来比较困难,主要有下列几种情况。

(1)单纯胰头损伤而没有胰管断裂,仅需清创缝合损伤处,然后置管引流即可。

(2)单纯胰头重度挫裂伤,难以寻找断裂的胰管,患者情况不稳定,不允许手术时间过长时,可对挫伤或断裂的胰腺创面施以缝合,放置外引流,这种情况术后发生胰漏往往是不可避免的,通过营养支持及生长抑素等治疗措施,部分患者的胰漏可在术后1~2个月愈合。

(3)胰头损伤合并主胰管断裂时,如果切除损伤处远端胰腺后剩余胰腺占全胰20%以上,则行远端胰腺切除、胰头断端修补缝合术,并放置引流管,亦可不做胰腺切除,而将胰头损伤处直接与空肠做吻合(图4-2),局部留置充分引流。

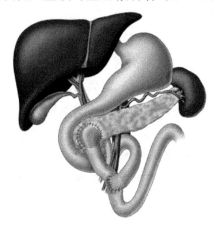

图 4-2　胰头与空肠吻合

(4)上述情况如果切除的远端胰腺将占全胰80%以上,可能会引起术后胰腺功能不全。此种情况下在对损伤面清创处理后,应行远端胰腺与空肠 Roux-en-Y 吻合术。

须强调的是,是否应行吻合术式,有时医师的抉择非常困难。原则是治疗中应分清主次,抓住主要矛盾,关键问题是患者能否耐受。如果患者血流动力学不稳定,应放弃该术式而单纯引流。不提倡对胰腺断端两侧施行胰肠吻合术。

(5)胰管的处理很重要但又非常困难,胰管处理是否得当关系到并发症发生率的高低。超过胰腺实质横径一半以上的断裂伤、穿透伤或严重挫裂伤常合并胰管断裂。在手术中判断胰管断裂很困难,如能确定胰管断端,则果断将其结扎,以减少并发症。但当胰腺组织破坏较严重,血肿、污染、组织水肿,或患者全身情况不稳定时,很难找到胰管,或没有时间寻找,则可在胰腺损伤处水平缝合胰腺断面,达到结扎胰管的目的。

(6)胰头与十二指肠的严重挫裂伤或断裂伤处理起来相当困难,此类型损伤常合并胆总管或胰头周围大血管损伤,抢救的首要目的是控制出血,进行循环复苏,待患者生命体征稳定后,才可以考虑胰头和十二指肠的修复或切除。下列术式可供参考。

十二指肠旷置术:亦称十二指肠憩室化手术。自1968年Berne首次报告用之治疗胰头十二指肠联合伤后,现已成为胰头十二指肠联合伤的标准术式。十二指肠旷置术的内容包括胃窦部切除、迷走神经切断、胃空肠吻合、十二指肠断端闭合或十二指肠置管造瘘、腹腔置多管引流、胆总管引流、十二指肠破裂和胰头损伤的清创缝合。近年来还提倡在胃空肠吻合时向空肠输出襻放置营养管,以便术后行肠内营养支持。该术式设计的原理是胃窦部切除、胃空肠吻合将十二指肠旷置,使胃液不再经过十二指肠;胃窦部切除和迷走神经切断使胃酸分泌减少,使十二指肠液和胰液分泌减少,抑制胰酶激活;十二指肠造瘘可降低十二指肠腔压力,有利于十二指肠破裂修补处的愈合;胆总管引流通过降低胆总管压力,有利于胰液引流,减轻损伤所致的胰液外溢,同时可以使进入十二指肠的胆汁量减少。

改良十二指肠旷置术(胃幽门缝合术):1982年Cogbill等报告了改良十二指肠旷置术,具体方法是先切开胃窦前壁,在胃内用可吸收缝线缝合胃幽门,再将胃窦处切口与空肠吻合,这样胃内容物通过胃空肠吻合进入远端空肠,不再进入十二指肠,便于十二指肠破损修补后的愈合。闭锁的幽门将在术后3~4周随着缝线吸收而自行开放。此术式的优点是可缩短手术时间,尤其适用于病情危重,生命体征不稳定而不能耐受长时间手术的患者。有文献报告可用缝合器闭合幽门,然后再行胃空肠吻合术,理论上更能节省时间。上述两种方法死亡率12%~19%,胰瘘发生率12%~25%。

胰十二指肠切除术:只有大约3%的胰腺损伤患者须行胰十二指肠切除术,适应证包括十二指肠胰头严重损伤,或胰头部出现难以控制的出血,或胰腺内胆管损伤,或门静脉损伤。外伤行胰十二指肠切除术的死亡率超过29%,如此高的死亡率原因在于这些患者往往伴有大出血、休克等,病情危重,难以耐受长时间手术。如果患者血流动力学不稳定,胰十二指肠切除术的重建步骤可以延时进行,也可将胰管结扎来保证胰肠吻合口的安全愈合,但结扎胰管后胰漏、胰腺炎及消化不良的发生率明显增加。胰腺损伤患者的胆管和胰管无扩张,术中寻找胰管困难,胰十二指肠切除术后胰肠与胆肠吻合口发生吻合口漏及狭窄的可能性大,建议胰肠吻合采用捆绑式胰肠套入吻合法,胆肠吻合可采用胆囊空肠吻合。应当明确,行胰十二指肠切除术是迫不得已的措施,只能在其他各种方法无效时采用,不能将其作为首选。

胰腺外伤手术后2～3天应使用广谱抗生素。术后营养支持也非常重要,给予方式可行全肠外营养,也可通过术中放置的空肠营养管行肠内营养。空肠肠内营养并不增加胰腺的外分泌。腹腔引流对于胰腺损伤十分重要,要放置1周以上。患者能进食后,24小时引流液＜20 mL后才考虑拔除引流管,如果引流量持续无减少,应及时检测引流液的淀粉酶,排除胰漏。

生长抑素对于减少手术后并发症是有益的。有研究表明使用生长抑素后,胰腺切除的并发症发生率从54％降至32％,另一项研究显示,胰腺外伤后预防性使用生长抑素使并发症发生率从29％降至0。生长抑素的常用方法为"生长抑素3 mg＋50 mL生理盐水"静脉泵入,维持12小时,连续应用3～5天。

### 七、术后处理

胰腺外伤手术常有多种严重并发症,术后处理可能甚为复杂,这主要取决于胰腺的伤情、手术的方式、合并伤的严重程度。无主胰管断裂的单纯胰腺外伤手术后患者常能顺利恢复,而伤情严重,需要行胰十二指肠切除术者,术后并发症多,处理复杂,病死率也高。合并伤常是胰腺外伤手术中和术后早期死亡的原因,如合并重型颅脑损伤、腹膜后大血管伤、腹腔内大出血等。

胰腺外伤手术后的一般处理应包括以下:①重症患者转外科ICU治疗。②对合并伤的相应处理。③保持胃肠减压和腹腔引流管通畅,腹腔引流常加用负压吸引,注意引流液的性质、量、淀粉酶值。④遇有腹胀、肠麻痹、胃肠功能恢复缓慢时,应寻找其原因,可能与胰漏、腹膜后感染有关。⑤保持足够的尿量。⑥全肠外营养支持或经空肠肠内营养支持,直到胰漏愈合或已完全形成窦道。⑦若有胰管伤,经口进食时间应推迟,应到胰漏停止,一般至少2周以后。若有严重并发症,则需要更长时间,此时主要经全肠外营养支持或经空肠造口肠内营养支持。⑧腹腔引流管放置的时间较一般腹部手术要长,平均10天左右,据伤情和有无并发症而定。⑨使用广谱抗生素。⑩使用生长抑素,可减少胰液分泌,使胰漏易于处理,但不能防止胰漏发生。

胰腺外伤手术后并发症总发生率为20％～35％,包括以下几种:①胰瘘是胰腺创伤常见的并发症,发生率为10％～35％,其中多数是低流量瘘(＜200 mL/d),如果引流通畅,一般可在2周左右自行闭合。高流量瘘(＞700 mL/d)很少,都须长期外引流和再次手术治疗。在胰瘘患者治疗中,营养支持十分重要,采用要素饮食、全肠外营养支持或经空肠肠内营养支持,不仅能维持内环境稳定,补充营养,还可以减少胰腺分泌,有助于胰瘘自愈。②腹腔脓肿:发生率5%～11%。常由于坏死胰腺组织清创不彻底,引流不通畅所致,一旦发现须积极引流,否则会造成毒血症至多器官功能障碍综合征(MODS)。③继发性出血:胰腺创伤手术后8%～16%的患者可能发生继发性出血,表现为消化道出血或引流管出血,通常可采用血管介入动脉造影栓塞止血,或再手术止血。④胰腺假性囊肿:创伤后胰腺囊肿发生率占胰腺创伤患者的5%,一般需要行内引流等手术治疗。⑤创伤性胰腺炎:有文献报告150例胰腺创伤手术后7例发生术后胰腺炎,其临床表现与非创伤性胰腺炎相似,一般采用非手术治疗均可收到良好疗效。

# 第二节　脾　外　伤

脾是人体最大的淋巴器官,位于胃左侧与膈之间,相当于第9～11肋的深面,其长轴与左侧第10肋平行。脾的体积为(12～14)cm×(7～10)cm×(3～4)cm,正常人脾重100～250 g。脾毗邻胃、膈、胰尾、左肾和左肾上腺、结肠脾曲等重要结构,故脾的位置可因体位、呼吸和胃的充盈程度而有所变化(图4-3)。

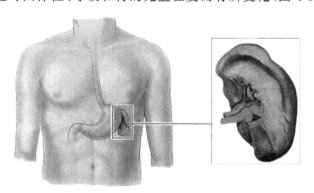

图 4-3　脾位置和解剖

脾色暗红,质软而脆。左季肋区受暴力时,常导致脾破裂。脾是腹部内脏中最容易受损伤的器官,其发病率在开放性损伤中约为10%,在闭合性损伤中为20%～40%。病理情况下(如血吸虫病、疟疾、黑热病、传染性单核细胞增多症、淋巴瘤等)的脾更容易破裂。根据病理解剖,脾破裂可以分为中央型破裂(破损在脾实质深部)、被膜下破裂(破损在脾实质周边)和真性破裂(破损累积被膜)3种。

## 一、病因

主要病因有创伤性脾破裂、自发性破裂和医源性脾损伤3种。创伤性脾破裂占绝大多数,往往都有明确的外伤史,破裂部位主要取决于暴力作用的方向和部位,又可分为开放性和闭合性两类。开放性脾破裂多由刀刺、子弹贯通和爆炸等所致。闭合性脾破裂多由交通事故、坠落伤、左胸外伤和左上腹挫伤等引起。自发性脾破裂极少见,主要发生在病理性肿大的脾,多数有一定的诱因,如剧烈咳嗽、打喷嚏或突然体位改变等。医源性脾损伤主要是指手术操作或医疗器械使用不当造成的脾损伤。此损伤一旦发生,将影响手术过程,甚至会因此行脾切除。

## 二、病理生理

根据脾破裂的临床特点,一般分为Ⅳ级。Ⅰ级,脾被膜下破裂或被膜及实质轻度损伤,脾裂伤长度<5.0 cm,深度≤1.0 cm;Ⅱ级,脾裂伤总长度>5.0 cm,深度>1.0 cm,或脾段血管受累,但脾门未累及;Ⅲ级,脾破裂伤及脾门或脾部分离断,或脾叶血管受损;Ⅳ级,脾广泛破裂,或脾蒂、脾动静脉主干受损。

脾破裂由于病因和损伤程度不同,病理生理变化差异较大。中央型破裂和被膜下破裂,因脾包膜完整,出血受到限制,故临床上并无明显内出血征象而不易被发现。如未被发现,可形成血肿而最终被吸收。但有些血肿(特别是包膜下血肿)在某些微弱外力的影响下,可以突然破裂,应予警惕。脾实质深处的血肿也可逐渐增大而发生破裂,少数可并发感染而形成脾脓肿。

真性脾破裂时破损累及脾被膜,破裂部位较多见于脾上极及膈面,有时也发生在脏面。当脏面破裂,尤其邻近脾门时,有撕裂脾蒂的可能。这种类型的脾破裂出血量大,患者可迅速发生休克,导致生命危险。真性脾破裂的患者往往出现有效循环血容量锐减及组织灌注不足的病理生理改变,同时还伴随微循环改变、血液流变学改变、细胞代谢改变及器官功能的改变。

## 三、临床表现

脾破裂的临床症状轻重取决于脾损伤程度、就诊早晚、出血量多少及合并伤的类型。出血量少而慢者症状轻微,除左上腹轻度疼痛外,多无恶心,呕吐等表现。随着出血量越来越多,才会出现休克前期的表现,继而发生休克。出血量大而速度快的很快就出现低血容量性休克,出现烦躁、口渴、心慌、心悸、乏力、呼吸急促、神志不清等症状;严重者可因循环衰竭而死亡。由于血液对腹膜的刺激而有腹痛,起初在左上腹,慢慢涉及全腹,但仍以左上腹最为明显。有时因血液刺激左侧膈肌而有左肩牵涉痛,深呼吸时牵涉痛可以加重。

**四、辅助检查**

**(一)血常规检查**

可以发现红细胞和血红蛋白下降,呈急性贫血表现。伤后早期也可有白细胞计数升高,为急性出血反应。

**(二)腹部 X 线片**

可以发现肋骨骨折,并观察脾轮廓、形态、大小和位置改变。

**(三)腹部超声**

可以显示脾轮廓不整齐,表面欠光滑,脾包膜及实质性组织连续性中断,并可见脾进行性大和双重轮廓影,同时在脾周、肝前间隙、肝肾间隙、左右髂窝可探及液性暗区。

**(四)腹部 CT**

CT 检查能清楚地显示脾形态,对诊断脾实质裂伤或包膜下血肿具有非常高的敏感性和特异性。

**(五)放射性核素显像**

一般用于病情稳定后或病情复杂时,对了解受损脾的功能状况有特殊价值。

**(六)诊断性腹腔穿刺和腹腔灌洗**

从腹腔内抽出不凝血,是判断内出血最简单易行的方法,积血 500 mL 时阳性率可达 80%。腹腔灌洗用于发现腹腔内少量出血,可提高对内出血诊断的阳性率至 90% 以上。方法是向腹腔内放置一根塑料软管,注入 500～1 000 mL 生理盐水,抽出灌洗液观察其性状并进行生化检测。

**(七)选择性腹腔动脉造影**

能明确显示脾受损的血管和部位,对脾损伤诊断的准确率可高达 100%。一般用于伤情稳定而其他方法未能明确诊断的闭合性损伤。该检查既可以明确诊断,又可以同时进行栓塞治疗。

### 五、诊断

#### (一)病史

多有胸部或腹部损伤史,左上腹或左季肋部外伤常致脾破裂,尤其是在肋骨骨折时更易发生。有此类损伤时必须想到和排除脾损伤。

#### (二)临床表现

腹痛以左上腹为主,为持续性疼痛,部分患者伴左肩部疼痛。伴有腹膜刺激征,压痛以左上腹为显著,往往伴有轻度肌紧张和明显反跳痛。出血量大时有内出血或出血性休克的临床表现。

#### (三)辅助检查

血常规监测、腹部 X 线片、超声检查、CT、放射性核素显像、诊断性腹腔穿刺和腹腔灌洗及选择性腹腔动脉造影,有助于明确诊断。

### 六、治疗

随着医学免疫学的发展,人们已认识到脾是免疫系统的重要组成部分,在体液免疫和细胞免疫中发挥重要作用。1919 年 Morris 和 Bullock 通过详细的临床观察,认识到脾切除术后患者对感染的易感性增加。1952 年 King 和 Schumacker 首先提出脾切除后可导致严重的全身性感染,即脾切除术后凶险感染(overwhelming postsplenectomy infection,OPSI)。OPSI 主要发生于儿童,尤其是血液病患儿。目前,普遍认同的脾外伤处理原则:①抢救生命第一,保留脾第二。②年龄越小,保脾价值越大。③根据脾损伤程度和患者病情选择最佳手术方式,全部或部分保留脾。④不主张保留病理性脾。

#### (一)保守治疗

对于一些包膜下或浅层脾破裂的患者,如出血不多,生命体征稳定,又无合并伤,可在严密监视血压、脉搏、腹部体征、血细胞比容及影像学变化的条件下行保守治疗。主要措施包括绝对卧床、禁食水、胃肠减压、输血补液、止血、抗炎及对症治疗等,2～3 周后可下床轻微活动,恢复后 1 个月内应避免剧烈活动。住院期间如出现继续出血,应及时手术治疗。

#### (二)保脾治疗

1.脾栓塞术

脾栓塞可以栓塞脾动脉主干,也可以选择性栓塞脾动脉分支,现在以后者为主。栓塞材料包括吸收性明胶海绵、聚乙烯醇颗粒、可脱球囊、无水乙醇、碘化油、鱼肝油酸钠等。脾栓塞术保留了脾组织结构的完整,符合现代外科保留脾及其功能的要求。脾部分栓塞术降低了全脾栓塞后的严重并发症,同时也可避免脾切除术后导致严重感染。一般在局麻下,于腹股沟下方经皮行股动脉穿刺,选择性插管至脾动脉分支,将栓塞剂注入血管进行栓塞,即可以达到脾部分切除的效果。脾栓塞术后常见并发症有穿刺部位血肿、栓塞后综合征(包括腹痛、发热、恶心、呕吐等)、肺炎、肺不张、胸腔积液、脾脓肿、脾静脉或门静脉血栓形成等。

**2.脾破裂修补术**

适用于小而浅的脾裂口。选择左侧经腹直肌切口或左肋缘下斜切口进腹,吸尽腹腔积血,探查腹腔脏器。如发现脾破裂处大量出血,可以先捏住脾蒂控制出血。充分显露脾破裂处后,用不可吸收缝线和肝针间断缝合,打结前可以用吸收性明胶海绵或大网膜填塞裂口。缝合裂口时缝线应穿过裂口底部,以免残留无效腔,打结时要松紧适度。缝合完毕后应该仔细检查有无其他裂口,以免遗漏。如果缝合修补失败,应立即行脾部分切除术或全脾切除术。

**3.脾破裂物理凝固止血**

脾破裂物理凝固止血是通过微波、红外线、激光等物理方法使脾破裂处表面凝固而达到止血目的。该方法可以单独应用,也可与其他保脾手术联合应用。

**4.脾破裂生物胶黏合止血**

主要是用快速医用 ZT 胶、PW 喷雾胶等生物胶在脾裂口处形成薄膜,堵塞血管裂口而止血。主要适用于表浅且未伤及大血管的裂伤。

脾动脉临时阻断可减少脾血流量,使脾体积缩小、表面张力降低,以利于协同缝合、黏合或其他方法来共同达到止血目的。

**5.脾部分切除术**

分为规则性和不规则性两种。规则性脾部分切除术主要是指根据脾血管的分布规律所施行的脾段切除、脾叶切除和半脾切除术。不规则性脾部分切除术是指根据脾破裂的实际情况,而非一定按照脾血管分布规律所施行的脾部分切除术。脾部分切除术主要适用于脾某一部分重度破裂,无法缝合修补的情况。目前普遍认为脾切除不应超过全脾的 2/3,否则将不能维持正常脾功能。进入腹腔后,探查脾破裂的情况,拟定预切线。切开脾被膜,用电刀或超声刀切断脾实质,所遇血管钳夹离断,近心端用丝线双重结扎。断面可用肝针和不可吸收缝线间断缝合。有空腔脏器损伤时不应行脾部分切除术。

### 6.脾破裂捆扎术

脾破裂捆扎术是通过压迫脾周边,减少脾门向裂口的供血,从而达到止血目的。手术方法是用肠线沿脾的横轴与纵轴进行多道捆扎,捆扎后肠线形成"♯"形分布,应有捆扎线靠近裂口或跨越其上,从而达到压迫止血的目的。对捆扎止血效果不理想的,可用吸收性明胶海绵或大网膜填塞裂口之后再行捆扎。

### (三)自体脾组织大网膜内移植

脾功能的重要性越来越多地被认识,自体脾组织大网膜内移植对行脾切除术后保留脾功能有重要意义。通常将相对完整的1/3脾剪切成硬币大小的脾片,再将脾片缝合固定在大网膜内放回腹腔。该方法可以减少OPSI和血栓形成的发生率,但应根据患者综合病情制订方案,必须遵循生命第一、移植脾片第二的原则。另外,移植脾片的大小和数量也是手术成败的关键,移植脾片太多会引起腹腔粘连,数量太少又不能有效发挥脾功能。通常将相对完整的1/3脾剪切成硬币大小的脾片,移植数量从5片、10片至几十片到100余片,报道不一,尚无统一标准。

### (四)脾切除术

对于开放性脾损伤,合并空腔脏器破裂的脾损伤,病理脾自发性破裂,年老体弱、全身情况差,不允许行保脾手术的情况,应行急诊脾切除术。脾切除术可以分为开腹手术和腹腔镜手术。

### 1.开腹脾切除术

可以选用上腹正中切口、左旁正中切口、左肋缘下斜切口等。进腹后,首先用手指捏住脾蒂,控制出血,同时吸尽腹腔内游离血液,清除血凝块,确认脾损伤程度。探查中如果发现脾裂口内有血凝块,切勿取出,以防增加出血。经简单分离后用粗线或血管钳阻断脾蒂,将脾由腹腔左外侧翻向内侧,并托出腹壁切口外,在脾窝内置入纱布垫,防止脾回缩。向下分离脾结肠韧带,所遇血管结扎后切断,游离脾下极;分离脾肾韧带,再向上分离脾上极的脾膈韧带;分离脾胃韧带,结扎切断胃短血管及其分支,直至脾上极。脾游离后,将其托起并仔细分离胰尾和脾蒂,用血管钳钳夹脾蒂,切断脾蒂,移除脾,脾蒂残端先用7号丝线结扎,再用4号丝线贯穿缝扎。如果脾动、静脉较粗大,需将其分别结扎后再切断。腹腔彻底止血后,于脾窝处放置腹腔引流管一根,关腹术毕。若脾较大时,则不需将脾托出切口外,上述操作全部在腹腔内进行。

### 2.腹腔镜脾切除术

腹腔镜技术已经越来越多地应用于腹部外科急诊手术中。当发生脾破裂时,如果患者生命体征平稳,心肺功能无明显异常,能够耐受 $CO_2$ 气腹,则可以考虑行全腹腔镜下脾切除术或手助腹腔镜下脾切除术。

(1)体位与套管位置:患者取头高右倾体位,监视器置于患者头侧,术者、扶镜手及第一助手均位于患者右侧,术者居中,扶镜手位于其右侧,第一助手位于其左侧。取脐与左肋缘中点连线的中点放置10 mm 套管(A 点)为观察孔,建立气腹后在腹腔镜直视下于剑突左侧肋缘下 2 cm 处放置 5 mm 套管(B 点)及左腋前线肋缘下 2 cm 处放置 12 mm 套管(C 点)为主操作孔,剑突右侧肋缘下 2 cm 处放置5 mm 套管(D 点)为辅助操作孔(图 4-4 和图 4-5)。

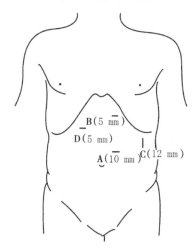

图 4-4 全腹腔镜下脾切除术套管位置

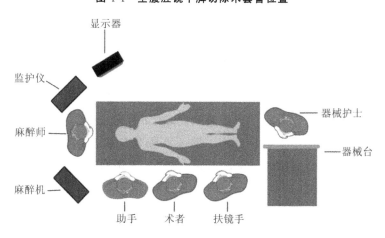

图 4-5 全腹腔镜下脾切除术手术室布局

如果施行手助腹腔镜下脾切除术,则首先做上腹正中切口或右侧腹直肌旁辅助切口,长度约为 6 cm,置入蓝碟手助器,术者左手置入患者腹腔后,再放置观察孔及操作孔套管。

(2)探查腹腔:首先吸尽腹腔内游离血液和血凝块,探查脾的膈面、脏面、上极、下极和脾门等处,找到出血部位。脾探查完毕后,还应探查其他脏器有无损伤破裂。

(3)阻断脾动脉:用超声刀或双极电凝刀自幽门下方向胃近端离断胃结肠韧带、脾胃韧带和胃短血管,在胰尾上缘游离暴露脾动脉主干,用丝线结扎阻断,或用血管夹夹闭,不必切断。

(4)处理脾韧带,切除脾:通常从脾下极开始,用超声刀分离脾结肠韧带、脾胃韧带中下部及脾肾韧带,显露脾蒂。第一助手将脾下极抬起,在脾门处自下而上逐支分离出脾蒂血管分支,用丝线结扎或用血管夹夹闭后离断。最后处理胃脾韧带上部及脾膈韧带,移除脾。处理脾蒂时也可以用腔内切割缝合器夹闭并离断脾动静脉。腹腔彻底止血后,于脾窝处放置腹腔引流管一根,关腹术毕。

**七、术后处理**

**(一)术后注意事项**

术后应严密观察血压、脉搏、呼吸和引流液性状,注意有无活动性出血、胰漏、胃肠漏等并发症。动态监测血小板数量,如血小板过高应及时给予抗凝治疗,避免长时间卧床导致的下肢深静脉血栓形成。给予液体支持和营养支持,应用抗生素预防感染。对儿童及衰竭患者要注意 OPSI。患者清醒后应取半卧位,鼓励并协助患者深呼吸和咳痰,以防止膈下积液和肺部感染的发生。排气后可以拔除胃管,饮食从流质过渡到半流质、普食。

**(二)术后并发症防治**

1.出血

术后腹腔内出血一般发生在术后早期,常为术中止血不彻底、结扎线脱落或凝血机制障碍引起的手术创面渗血。对于肝硬化和血液病患者,应针对性地纠正凝血功能。对于怀疑结扎线脱落的患者,应立刻再次手术止血。

2.上消化道大出血

对于肝硬化门静脉高压症患者,脾切除术破坏了门-体静脉间的侧支循环,使门脉系统的血流更为集中地经过胃冠状静脉流向胃底和食管下段,更容易发生食管胃底静脉曲张破裂、门脉高压性胃炎、应激性溃疡,从而导致严重的上消化道大出血。首选治疗方案是保守治疗,补足循环血量,应用抑酸药和垂体加压素,放置三腔二囊管压迫止血等。条件允许时也可行内镜治疗或介入治疗。

### 3.肺部感染

患者术后往往因疼痛而使膈肌活动受限,导致左膈下积液感染,并引起胸腔内炎症反应、肺不张,继发肺部感染。主要临床表现是咳嗽咳痰、持续发热、呼吸不畅等。预防措施主要是术中减少对膈肌的刺激、术后取半卧位、鼓励患者咳嗽咳痰及深呼吸、及时处理膈下积液。

### 4.膈下积液、腹腔感染

膈下积液感染的主要原因是术中胰腺损伤、止血不彻底、术后引流不通畅及患者免疫功能低下等。其临床表现为持续高热、左季肋区疼痛等。预防措施有术中彻底止血、避免损伤胰尾、保持引流通畅、使用有效抗生素等。如果已经形成膈下脓肿,可以在B超或者CT引导下穿刺置管引流。

### 5.脾热

脾切除术后2～3周,患者持续低热,体温波动在38 ℃左右,常常可自行缓解。脾热的发生机制尚不明确,可能与脾静脉血栓形成、腹腔包裹性积液、免疫因素等有关。对这些患者首先要排除全身性感染,其次要排除局部感染,如切口感染、膈下感染、肺部感染等常见术后并发症。对于脾热症状不明显者,可采取精神安慰及对症治疗,发热多可自行消退。对于体温较高,持续时间较长者,可以首选足量广谱抗生素,短期应用观察疗效。如效果不明显,可加用适量肾上腺皮质激素。如效果仍不满意,可试用中医中药调理或全面停药观察。

### 6.血栓形成

脾切除术后血小板迅速升高,一般在2周达到高峰。血小板升高至$600 \times 10^9 / L$时为血栓形成危险因素,栓塞发生于肠系膜上静脉、门静脉残端及主干时可造成严重后果。临床表现多为上腹疼痛,恶心、呕吐、发热、血便等。脾切除术后应常规监测血小板,以及时给予肠溶阿司匹林、双嘧达莫等药物处理。静脉血栓形成多用抗凝、祛聚治疗。肠系膜上静脉血栓形成应根据病情积极予介入或手术治疗。

### 7.伤口感染

部分患者由于免疫功能低下、营养状况不良,易发生伤口感染、全层或部分裂开。主要预防措施是及时改善患者营养状况,重视伤口换药,发现感染后及时充分敞开引流,治疗糖尿病等合并症。

### 8.肠梗阻

脾切除术后,因腹腔内积血积液、脾窝空虚、下床活动时间晚等原因,可导致肠粘连、肠梗阻的发生。患者主要表现为恶心、呕吐、腹胀、腹痛、排气排便减少或停止等症状。治疗措施以胃肠减压、禁饮食、灌肠等保守治疗为主,如果肠梗阻症状不能缓解,则应该考虑手术治疗。

9.肝性脑病

重症肝硬化患者,由于术前就存在肝功能不良、黄疸、腹水等症状,又遭受大量失血、手术应激等因素的影响,极易诱发肝性脑病,以内科治疗为主。

10.OPSI

OPSI的发病率因不同脾切除原因而异,外伤所致脾切除的OPSI发病率最低(0.5%～1%),血液系统疾病所致脾切除的OPSI发病率最高(1%～25%)。OPSI在切脾后数天至终身均可发病,但多在术后2～3年。儿童易患,主要是婴幼儿,其发病率虽然不高,但发病急、死亡率高。OPSI的临床特点是起病隐匿、发病突然、来势凶猛,症状包括骤起寒战、高热、头痛、腹泻、恶心、呕吐、昏迷、休克、弥散性血管内凝血和MODS等。50%患者的致病菌为肺炎链球菌,其次为脑膜炎奈瑟球菌、大肠埃希菌、流感嗜血杆菌。对已诊断为OPSI的患者,应及时进行细菌培养及药敏试验,同时给予积极有效的抗感染、抗休克治疗,维护重要脏器功能,可以获得较好的疗效。为预防脾切除术后OPSI的发生,在坚持"抢救生命第一,保留脾第二"的原则下尽量保留脾(特别是儿童)已被越来越多的外科医师所接受,应缩小全脾切除术的适应证,提倡脾修补术、脾部分切除术及脾移植术等保脾手术。另外,预防OPSI可用多价肺炎链球菌疫苗,丙种球蛋白及中药(如人参、黄芪、白花蛇舌草等)。

## 八、延迟性脾破裂

延迟性脾破裂(delayed rupture of the spleen,DRS)是创伤性脾破裂的一种特殊类型,临床上不多见。DRS的临床诊断标准是腹部钝性创伤后(48小时内,隐匿期)无腹内损伤的临床证据,或B超等特殊检查正常,后来又发生脾破裂。DRS出现症状的时间距离受伤时间长短不一,大部分患者在受伤2周内,个别病例长达数周或数月,甚至更长。DRS早期症状不典型,病情变化快,如果不能得到及时有效的诊治,病死率较高。

### (一)发病机制

DRS多见于交通事故、钝器伤、坠落伤、挤压伤、摔伤等。其发生机制可能有:①脾实质损伤而脾包膜完整,包膜下出血及血肿经过一段时间后张力增大,包膜破裂,出现腹腔内大出血。②脾包膜裂伤后,局部血凝块与周围组织嵌顿包裹裂口,在轻微外力影响下,血凝块脱落,导致腹腔内大出血。③脾包膜破裂较小,出血少,持续一段时间后才表现出腹腔大出血症状。

### (二)临床表现与检查

DRS的临床表现往往有左上腹疼痛、左肩放射痛,深呼吸时加重,另外可以出现脉搏细速、皮肤苍白、四肢厥冷、尿量减少、烦躁不安、神志模糊等休克表现。也有患者在轻度左季肋部或左上腹外伤后局部疼痛或体征很快消失,或轻度损伤后无明显不适,而在伤后2周左右因咳嗽、打喷嚏等腹内压突然增高,或无任何先兆而突然出现全腹剧痛、休克等脾破裂症状。DRS容易发生诊断延迟和误诊,应注意以下几点:①左上腹及左季肋区有外伤史的患者,应在伤后密切观察病情变化,定期监测血常规等常规检查。②定期检查血压、脉搏,进行体格检查,了解腹部体征。③动态监测B超、CT等影像学检查,B超简便易行,是DRS的主要检查方法,可发现脾背面覆盖一层不均等回声组织带,与脾界限清楚,是包膜下积血和血凝块的反射层,称为超声"被覆征",是脾破裂出血尤其是DRS的特有图像,CT检查能更准确地评估脾损伤程度及部位。④借助其他检查来完善诊断,包括选择性腹腔动脉造影、诊断性腹腔穿刺和腹腔灌洗等。⑤有条件的医院也可以用腹腔镜进行探查,其优点是直观可靠,并且可以同时采取有效的治疗措施。

### (三)治疗

DRS治疗需根据脾损伤程度决定,主要分为保守治疗和手术治疗。保守治疗包括绝对卧床休息、暂禁食,禁止增加腹压的咳嗽与排便,维持正常血容量,必要时输血治疗,另外给予抗感染、止血药及对症治疗。定期监测血压、脉搏、尿量、血常规、B超、CT等检查,严密观察病情变化及腹部体征。通过动态观察评估病情变化及保守治疗效果。若病情加重应及时手术治疗。因保守治疗疗效不确定且治疗时间较长,选择保守治疗时应充分告知患者及家属利弊。手术治疗主要包括脾修补术、脾部分切除术、脾动脉结扎术及脾切除术等。对生命体征平稳、血流动力学稳定的患者,有条件的医院可以开展腹腔镜下手术治疗,但术中必须注意气腹压力不宜过高,以免造成气体栓塞。在诊治腹部外科急症患者时应重视DRS的可能性,提高警惕。

### 九、医源性脾损伤

主要指手术操作或医疗器械使用不当造成的脾损伤。医源性脾损伤多发生于食管癌、十二指肠溃疡、胃溃疡、胃癌、结肠癌、胰腺肿瘤等手术中。

引起医源性脾损伤的原因主要有：①麻醉效果不理想，手术视野暴露不良。②拉钩用力不当或角度不适。③特殊的体形与体位。医源性脾损伤多数在术中或手术结束检查腹腔时发现，也有极少数病例是在关腹后发现。其治疗同样遵循"抢救生命第一、保留脾第二"的原则。其次应根据脾损伤的程度进行适当处理，切忌为避免医疗纠纷而对重度脾破裂的患者行保脾手术，从而导致更严重的后果。医源性脾损伤的治疗包括脾局部电凝、脾动脉结扎、生物胶粘合、大网膜或吸收性明胶海绵填塞、脾部分切除或全脾切除术等。

对于医源性脾破裂的预防应注意以下几点：①术野暴露清楚、精细轻柔操作。②术中维持良好的麻醉状态。③拉钩牵拉适度，以及时调整角度。④手术全程应时刻注意保护脾。

# 第三节　急性胰腺炎

急性胰腺炎（acute pancreatitis，AP）是指胰腺及其周围组织被胰腺分泌的消化酶自身消化而引起的急性化学性炎症，临床表现以急性腹痛、发热，伴有恶心呕吐、血尿淀粉酶升高为特征。大多数患者病程呈自限性，20%～30%的病例临床经过凶险，总体病死率5%～10%。AP按病情程度可分为轻症急性胰腺炎（mild acute pancreatitis，MAP）和重症急性胰腺炎（severe acute pancreatitis，SAP）。MAP无器官功能障碍和局部并发症，保守治疗效果好。SAP病情发展迅猛，并发症多，病死率高，短期内可引起多器官系统功能障碍乃至衰竭而危及生命。

## 一、病因

### （一）胆道疾病

胆道疾病在我国仍是主要的发病因素，胆石症、胆道感染、胆道蛔虫等均可引起AP。胆道结石常是AP首发及反复发作的主要原因，发病机制主要为"共同通道学说"（图4-6），也与梗阻或Oddi括约肌功能不全有关，导致胆汁或十二指肠液反流入胰管，激活消化酶，损伤胰管黏膜，进而导致胰腺组织自身消化而引起胰腺炎。Lankisch等总结过去50年各国关于AP的20项研究显示，胆道疾病是AP发病的首要原因，占41%。

### (二)高脂血症

自 Klatskin 1952 年首次报道 1 例高脂血症胰腺炎以来,国内外学者对其进行了大量研究,发现高脂血症胰腺炎与甘油三酯有关,而与胆固醇无关。近年来随着我国居民饮食结构发生改变,动物性食物比例上升,使高脂血症引起的 AP 数量上升,国内有些报道认为高脂血症已成为 AP 的第二位病因。目前高脂血症引起 AP 的原因尚不明确,可能由于其导致动脉粥样硬化,使内皮细胞损伤,合成或分泌前列腺素($PGI_2$)减少,可激活血小板,释放血栓素($TXA_2$),使 $PGI_2$-$TXA_2$ 平衡失调,胰腺发生缺血性损伤。另外高脂血症时血液黏稠度增加,有利于血栓形成;过高的乳糜微粒栓塞胰腺微血管或在胰腺中发生黄色瘤;胰腺毛细血管内高浓度的甘油三酯被脂肪酶水解,生成大量具有毒性的游离脂肪酸,引起毛细血管脂肪栓塞和内膜损伤,均可引起胰腺炎发作。随着人们生活水平的提高,高脂血症引起的 AP 患病率正逐渐增高,故在 AP 防治中应重视控制血脂水平。

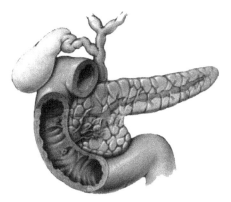

图 4-6 胆道结石阻塞胆胰共同通道

### (三)大量饮酒

酗酒是西方国家急、慢性胰腺炎的首要病因,在我国占次要地位。一般认为乙醇通过下列机制与酒精性胰腺炎有关:刺激胰腺分泌,增加胰腺对胆囊收缩素的敏感性,使胰液中胰酶和蛋白质含量增加,小胰管内蛋白栓形成,引起胰管阻塞,胰液排出受阻;使胰腺腺泡细胞膜的流动性和完整性发生改变,线粒体肿胀,细胞代谢障碍,细胞变性坏死;引起胆胰壶腹括约肌痉挛,导致胰管内压力升高;引起高甘油三酯血症直接毒害胰腺组织;刺激胃窦部 G 细胞分泌胃泌素,激发胰腺分泌;从胃吸收,刺激胃壁细胞分泌盐酸,继而引起十二指肠内胰泌素和促胰酶素分泌,最终导致胰腺分泌亢进。

**(四)暴饮暴食**

暴饮暴食使短时间内大量食糜进入十二指肠,引起乳头水肿和 Oddi 括约肌痉挛,同时刺激大量胰液和胆汁分泌,进而由于胰液和胆汁排泄不畅而引发 AP。故养成良好的进食习惯非常重要,尤其对患有胆源道疾病的患者进行饮食指导可能对预防 AP 有重要作用。

**(五)其他病因**

药物、妊娠、手术和创伤、胰腺肿瘤、特发性胰腺炎等。

1.药物

迄今为止已经发现超过 260 种药物与胰腺炎发病有关,常用药物如氢氯噻嗪、糖皮质激素、磺胺类、华法林、拉米夫定、他汀类药物等均能导致胰腺炎发生,其发病机制至今仍未完全阐明,其发病率呈逐年上升趋势。

2.手术和创伤

胃、胆道手术或 ERCP 容易引发术后胰腺炎。

3.感染

感染是 AP 的少见病因。现已发现细菌感染(伤寒沙门菌、大肠埃希菌、溶血性链球菌)、病毒感染(柯萨奇病毒、人类免疫缺陷病毒、泛嗜性病毒、乙肝病毒)和寄生虫感染(蛔虫、华支睾吸虫等)均能引起胰腺炎。

4.肿瘤

胰腺或十二指肠附近的良恶性肿瘤压迫导致胰管梗阻、胰腺缺血或直接浸润胰腺激活胰酶均可诱发 AP。

5.特发性胰腺炎

部分胰腺炎未能发现明确病因,临床上称为特发性胰腺炎。

**二、病理生理**

正常情况下,胰液中的胰蛋白酶原在十二指肠内被胆汁和肠液中的肠激酶激活后,方具有消化蛋白质的作用。如果胆汁和十二指肠液反流入胰管,胰管内压增高,使腺泡破裂,胰液外溢,大量胰酶被激活。胰蛋白酶又能激活其他酶,如弹性蛋白酶及磷脂酶 A。弹性蛋白酶能溶解弹性组织,破坏血管壁及胰腺导管,使胰腺充血、出血和坏死。磷脂酶 A 被激活后,作用于细胞膜和线粒体膜的甘油磷脂,使其分解为溶血卵磷脂,后者可溶解破坏胰腺细胞膜和线粒体膜的脂蛋白结构,致细胞坏死,引起胰腺和胰周组织的广泛坏死。饮酒能刺激胃酸分泌,使十二指肠呈酸性环境,刺激促胰液素分泌增多,使胰液分泌增加。乙醇还可增加 Oddi 括约肌阻力,或者使胰管被蛋白阻塞,导致胰管内压和通透性增高,胰酶外渗引起胰腺损伤。乙醇还可使自由脂肪酸增高,其毒性作用可引起胰腺腺泡细胞和末梢胰管上皮细胞损害。氧自由基损伤也是乙醇诱发胰腺损伤的机制之一。此外,细胞内胰蛋白酶造成细胞的自身消化也与胰腺炎发生有关,人胰腺炎标本的电镜观察发现细胞内酶原颗粒增大和较大的自身吞噬体形成。另外,脂肪酶使脂肪分解,与钙离子结合形成皂化斑,可使血钙降低。大量胰酶被吸收入血,使血淀粉酶和脂肪酶升高,并可导致肝、肾、心、脑等器官损害,引起 MODS。

**三、临床表现**

AP 发病多较急,主要表现有腹痛、腹胀、腹膜炎体征及休克等,因病变程度不同而使临床表现复杂。

**(一)腹痛**

不同程度的腹痛常在饱餐或饮酒后 1~2 小时突然起病,呈持续性,程度多较重,也可因结石梗阻或 Oddi 括约肌痉挛而有阵发性加剧。腹痛位于上腹正中或偏左,有时呈带状,并放射到腰背部、左肩,患者常喜弯腰前倾,一般镇痛剂不能使疼痛缓解。腹痛原因包括胰腺肿胀,包膜张力增高,胰胆管梗阻和痉挛,腹腔化学性物质刺激和腹腔神经丛受压。

**(二)恶心、呕吐**

90%以上患者在起病时有频繁恶心、呕吐,呕吐后腹痛并不减轻,病程初期呕吐为反射性,呕吐物为食物和胆汁,至晚期因胰腺炎症渗出致麻痹性肠梗阻,呕吐物可有粪臭味。

**(三)发热**

根据胰腺炎的发病原因和是否继发感染,患者可出现不同程度的发热。若为胆源性胰腺炎,胆道感染可有寒战、高热。MAP 多为中等程度发热,体温一般不超过 38.5 ℃,SAP 体温常超过 39 ℃。早期的发热是由于组织损伤及代谢产物引起,后期发热常提示胰周感染、脓肿形成或其他部位如肺部感染的存在。若继发感染发生的较晚,病程中可有一个体温下降的间歇期。

**(四)黄疸**

胆源性胰腺炎时胆道感染、梗阻,胰头水肿造成胆总管下端梗阻,或 Oddi 括约肌痉挛水肿,都可引起梗阻性黄疸。病程长、感染严重者,可因肝功能损害而发生黄疸。

### (五)休克

休克为 SAP 的全身表现,患者烦躁、出冷汗、口渴、脉细速、四肢厥冷、呼吸浅快、血压下降、尿少,进一步发生呼吸困难、发绀、昏迷、血压测不到、无尿等,主要原因是胰酶外渗、组织蛋白分解、多肽类物质释放使毛细血管通透性增加,腹膜及胰周组织受到刺激,大量组织液渗出至腹膜后和腹腔内,导致血容量大量减少。

### (六)体征

#### 1.腹膜刺激征

MAP 时腹部压痛轻,局限于上腹或左上腹,肌紧张不明显。SAP 时有明显的腹部压痛,范围广泛可遍及全腹,腹肌紧张明显。

#### 2.腹胀、肠鸣音消失

腹膜后渗液、内脏神经刺激、腹腔内渗液导致肠麻痹,引起腹胀,随之肠鸣音消失。

#### 3.腹水

MAP 一般无腹水或仅有少量淡黄色腹水。SAP 腹水多见,可从淡黄色、粉红色至暗红色,颜色深浅常可反映胰腺炎症的程度,腹水内胰淀粉酶通常很高。诊断性腹腔穿刺抽出血性腹水对 SAP 有诊断价值。

#### 4.皮下出血征象

较少见,仅发生于严重的 SAP,在起病数天内出现,常伴有血性腹水。其发生机制为含有胰酶的血性渗液沿组织间隙到达皮下,溶解皮下脂肪,发生组织坏死、毛细血管破裂出血,表现为局部皮肤青紫色瘀斑。发生在腰部两侧的皮肤瘀斑称为 Grey-Turner 征,发生在脐周者称为 Cullen 征。

#### 5.腹部包块

在部分患者由于胰腺水肿增大,小网膜囊积液,胰腺周围脓肿或假性胰腺囊肿形成,在上腹部可扪及边界不清有压痛的肿块。

### 四、辅助检查

#### (一)血清酶学检查

强调血清淀粉酶测定的临床意义,尿淀粉酶变化仅作为参考。血清淀粉酶活性高低与病情不呈相关性。AP 血淀粉酶升高始于发病后 1～3 小时,24 小时达到高峰,超过 50 U/L(Somogyi 法)有诊断意义,72 小时后降至正常;尿淀粉酶升高始于发病后 24 小时,可持续 1～2 周,超过 30 U/L(Somogyi 法)有诊断意义。血清淀粉酶持续增高要注意病情反复、并发假性囊肿或脓肿、存在结石或肿瘤、肾功能不全、巨淀粉酶血症等。要注意鉴别其他急腹症引起的血清淀粉酶增高。血清脂肪酶活性测定具有重要临床意义,尤其当血清淀粉酶活性已经下降至正常,或其他原因引起血清淀粉酶活性增高时,血清脂肪酶活性测定有互补作用。血清脂肪酶活性与疾病严重度亦不呈正相关。

**(二)血清标志物**

推荐使用 C-反应蛋白(CRP),发病 72 小时后 CRP＞150 mg/L 提示胰腺组织坏死。动态测定血清白细胞介素-6(IL-6),增高提示预后不良。

**(三)影像学诊断**

在发病初期 24～48 小时行 B 超检查,可以初步判断胰腺形态变化,同时有助于判断有无胆道疾病。但受 AP 时胃肠道积气影响,B 超可能不能做出准确判断,故推荐 CT 作为诊断 AP 的标准影像学方法,必要时可行增强 CT 或动态增强 CT 检查,根据炎症程度分为 A～E 级(Balthazar 分级)。A 级:正常胰腺;B 级:胰腺实质改变,包括局部或弥漫性腺体增大;C 级:胰腺实质及周围炎症改变,胰周轻度渗出;D 级:除 C 级外,胰周渗出显著,胰腺实质内或胰周单个液体积聚;E 级:胰腺或胰周有 2 个或多个积液区,不同程度的胰腺坏死。

**五、诊断**

以上腹痛为主诉的急腹症患者均需考虑急性胰腺炎可能,并进行相关检查,常规有血淀粉酶检查和B 超或CT。根据临床表现,实验室检查和影像学检查诊断并不困难。

**六、治疗**

因生长抑素类药物和外科营养支持的发展,现在 MAP 的治疗效果普遍较好。而 SAP 病情重,临床变化多样,存在较大的个体差异,虽经国内外学界多年探索,仍属复杂而疑难的临床问题,其治疗观点近年来也多有变化。AP 的基本治疗要点如下。

**(一)发病初期的处理和监护**

目的是纠正水、电解质紊乱,支持治疗,防止局部及全身并发症。内容包括血、尿常规检查,粪便隐血、血糖、肝肾功能、血脂、血清电解质测定,血气分析,心电监护,胸片,中心静脉压测定,动态观察腹部体征和肠鸣音变化,记录24小时出入量。上述指标可根据患者具体病情做选择。常规禁食,对有严重腹胀、麻痹性肠梗阻者应留置胃管胃肠减压。在患者腹痛减轻或消失、腹胀减轻或消失、肠道动力恢复或部分恢复时可以考虑恢复流质饮食,开始以碳水化合物为主,逐步过渡至低脂饮食。血清淀粉酶活性不作为恢复饮食的判断指标。

### (二)补液

补液量包括基础需要量和丢失液体量及继续丢失量,并根据间断复查实验室指标,调整水、电解质和酸碱平衡。

### (三)镇痛

AP 诊断明确后,腹痛剧烈时可给予镇痛治疗,在严密观察病情下,可注射盐酸哌替啶。不推荐应用吗啡或胆碱能受体拮抗剂,如阿托品,山莨菪碱等,因前者会收缩壶腹部和十二指肠乳头括约肌,后者则可能诱发或加重肠麻痹。

### (四)抑制胰腺外分泌和应用胰酶抑制剂

生长抑素类药物可以有效抑制胰腺外分泌,已成为 AP 治疗的重要措施。$H_2$ 受体拮抗剂和质子泵抑制剂可通过抑制胃酸分泌间接抑制胰腺分泌,并可预防应激性溃疡。蛋白酶抑制剂主张早期、足量应用,可选用加贝酯等。

### (五)血管活性物药物

由于微循环障碍在 AP 发病中起重要作用,推荐应用改善胰腺和其他器官微循环的药物,如前列腺素 $E_1$ 制剂、血小板活化因子拮抗剂、丹参制剂等。

### (六)抗生素应用

对非胆源性 MAP 不推荐常规使用抗生素,而对胆源性 AP 应常规使用抗生素。AP 感染的致病菌主要为革兰阴性菌和厌氧菌等肠道常驻菌。使用抗生素应选用抗菌谱以革兰阴性菌和厌氧菌为主,脂溶性强,能有效通过血胰屏障的种类。推荐甲硝唑联合喹诺酮类药物为一线用药,疗效不佳时改用其他广谱抗生素,疗程不宜超 14 天,否则可能导致二重感染。要注意真菌感染的诊断,如无法用细菌感染来解释的发热等表现,应考虑到真菌感染可能,可经验性应用抗真菌药,同时进行血液或体液真菌培养。

### (七)营养支持

MAP 患者只需短期禁食,可仅需短期的肠外营养支持。SAP 患者常先施行全肠外营养支持,待病情趋向缓解,则过渡至肠内营养支持。肠内营养支持时需将鼻饲管放至 Treitz 韧带远端,输注能量密度为 4.187 J/mL 的要素营养物质,若能量不足,可辅以部分肠外营养支持。应注意观察患者反应,如能耐受则逐渐加大肠内营养支持剂量。应注意补充谷氨酰胺制剂。对于高脂血症患者,应减少脂肪类物质的补充。进行肠内营养支持时,应注意患者的腹痛、肠麻痹、腹部压痛等胰腺炎症状和体征是否加重,并定期复查电解质、血脂、血糖、总胆红素、血清蛋白、血常规及肝肾功能等,以评价机体代谢状况,调整营养支持剂量。

**(八)免疫增强剂**

对于重症病例,可选择性使用胸腺素等免疫增强制剂。

**(九)预防和治疗肠道衰竭**

对于 SAP 患者,应密切观察腹部体征和排便情况,监测肠鸣音变化。早期给予促肠道动力药物,包括生大黄、硫酸镁、乳果糖等;给予微生态制剂调节肠道菌群;应用谷氨酰胺制剂保护肠道黏膜。同时可应用中药外敷,如皮硝。病情允许时应尽早恢复流质饮食或实施肠内营养支持,对预防肠道衰竭具有重要意义。

**(十)中医中药**

单味中药,如生大黄,复方制剂,如清胰汤、柴芍承气汤等被临床实践证明有效。中药制剂通过降低血管通透性、抑制巨噬细胞和中性粒细胞活化、清除内毒素而达到治疗功效。

**(十一)胆源性 AP 的内镜治疗**

对于怀疑或已经证实的胆源性 AP,如果符合重症指标,和/或存在胆管炎、黄疸、胆总管扩张,或最初判断是 MAP,但在治疗中病情恶化,应首选 EST 和鼻胆管引流。

**(十二)并发症的处理**

并发症的处理是 AP 治疗中较困难和复杂的部分,并发症多发生于 SAP,种类多样,个体差异较大。急性呼吸窘迫综合征是 AP 的严重并发症,治疗包括机械通气和大剂量、短程应用糖皮质激素,如甲泼尼龙,必要时行气管镜下肺泡灌洗术。对急性肾衰竭主要采取支持治疗,稳定血液循环,必要时透析。低血压与高动力循环相关,治疗包括密切的血流动力学监测,静脉补液和使用血管活性药物。AP 有胰液周围积聚者,部分会发展为假性胰腺囊肿,应密切观察,部分病例可自行吸收,若假性囊肿直径＞6 cm,且出现周围压迫症状,可行穿刺引流或外科手术引流。胰腺脓肿是外科手术的绝对指征。上消化道出血可应用制酸剂,

如 $H_2$ 受体拮抗剂和质子泵抑制剂。

**(十三)手术治疗**

手术治疗主要针对 SAP,而确定其手术时机和手术方式仍是临床疑难问题,观点不甚统一。而对处于高度应激状态的 SAP 患者实施手术,创伤大,风险高,更应慎重决定。现在较多支持的观点包括对胆源性 SAP 伴有胆道梗阻和胆管炎但无条件行 EST 者,经积极保守治疗 72 小时病情未有好转者,出现胰周感染者应予手术干预。

**1.手术步骤**

(1)切口:上腹正中纵向切口对腹腔全面探查的灵活性较大,组织损伤小,但对暴露全部胰腺,探查腹膜后间隙和清除坏死组织较困难,在切口开放者或栅状缝合者更易发生肠道并发症。两侧肋缘下切口可以良好暴露全部胰腺,有利于清理两侧腹膜后间隙的坏死组织,且网膜与腹膜缝闭后,将小肠隔离于大腹腔,对横结肠系膜以上的小网膜囊可以充分引流或置双套管冲洗,若须重复手术,肠道损伤机会亦减少。近年来一些有经验的医师倾向于选择两侧肋缘下切口或横切口(图 4-7)。

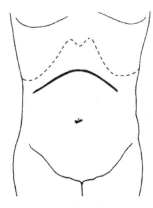

**图 4-7　两侧肋缘下切口**

(2)暴露胰腺:进入腹腔后先检查腹腔渗液,包括渗液量、性状及气味,抽取渗液做常规、生化、淀粉酶、脂肪酶检查和细菌培养。之后尽可能吸尽渗液,切开胃结肠韧带即可显露胰腺。

(3)确定胰腺坏死部位及坏死范围:发病 3 天内的手术,判断胰腺坏死部位和范围仍然是关键问题,也是当前尚未解决的问题。胰腺坏死范围一般分为局灶坏死(30%),大片坏死(50%～75%),和次全、全部坏死(75%～100%)。亦有以切除坏死组织的湿重区别程度,即局灶坏死(切除坏死组织湿重<50 g),大片

坏死(<120 g),次全坏死(<190 g),>190 g,其中未检查到有活力组织者为完全坏死。

(4)胰腺坏死组织清除:用指捏法清除坏死组织,保护目测大致正常的组织。清除坏死组织无须十分彻底,对肠系膜根部的坏死组织切忌锐性解剖或试图完全清除,这样很可能会误伤肠系膜上动、静脉,发生致死性危险,明智的做法是任其自行脱落,经冲洗排出。坏无效腔内应彻底止血,以免术中或术后发生大出血。清除的坏死物应称湿重并记录,以判断坏死范围,同时立即送细菌学检查,做革兰染色涂片和需氧、厌氧菌培养。标本需做病理检查,以进一步判断坏死程度。

胰腺坏死严重者往往在胰周和腹膜后间隙存留有大量渗出物,其中富含血管活性物质和毒素、脂肪坏死组织,故在清除胰内坏死组织的同时还应清除胰周和腹膜后间隙的坏死组织。探查腹膜后间隙时对胰腺头、颈部病变主要分离十二指肠结肠韧带,游离结肠肝曲、右侧结肠旁沟、肠系膜根部和肾周围;胰体尾部病变累及脾门、肾周围时,应游离结肠脾曲和左侧结肠旁沟、肠系膜根部。凡属病变波及范围均应无遗漏地探查,清除坏死组织,吸尽炎性渗液,特别应注意肾周围及两侧结肠后间隙的探查和清理。

(5)局部灌洗腔形成:将胰内、胰周和腹膜后间隙的坏死组织、渗出物清理后,用大量生理盐水冲洗坏无效腔。缝合胃结肠韧带,形成局部灌洗腔。

(6)引流和灌洗:单纯胰腺引流目前已无人采用,无论胰腺坏死组织清除后或是胰腺规则性切除术后都必须放置引流和/或进行双套管灌洗,放置位置包括小网膜囊,腹膜后间隙或结肠旁沟。胰腺广泛坏死者还须进行"栽葱"引流。有胆囊和胆总管结石并伴有黄疸,又不允许施行胆囊切除者应切开胆囊或胆总管取石,放置胆囊引流和胆总管 T 管引流。术后冲洗小网膜囊平均需 25 天,根据坏死范围大小而有不同,局灶性坏死平均 13 天,大片坏死平均 30 天,次全或全部胰腺坏死平均 49 天,最长 90 天。灌洗液体量局灶性坏死平均 6 L/24 h,大片、次全或全部坏死平均 8 L/24 h,最多可达 20 L/24 h。冲洗液体可以是等渗或稍高渗的盐水。停止灌洗的指征为吸出液培养无菌生长;组织碎片极少或未见(<7 g/24 h);淀粉酶同工酶和胰蛋白酶检查阴性。

(7)三造口术:指胆囊造口,胃造口和空肠造口。由于急性坏死性胰腺炎伴有肠梗阻、肠麻痹,特别是十二指肠空肠曲近端胃肠液潴留,胃液、胆汁和十二指肠液淤积,且胃肠道梗阻往往持续数周甚至数月,三造口术即针对此状况。近年来由于肠外营养支持的质量不断提高,加之三造口术在病变剧烈进展期难以达到预期目的,反而增加并发症危险,故而主张选择性应用。

(8)腹壁切口处理:急性坏死性胰腺炎病理变化复杂,尚无一种手术能将本病一次性治愈。胰腺坏死清除术辅以坏死区冲洗虽然手术次数减少,但再次乃至多次手术仍难避免。胰腺早期规则性切除术结果更差,据统计其再次手术的次数较坏死清除术更多。再次和多次坏死组织清除手术需要多次打开腹部切口,针对此点,提出对腹壁切口的几种不同处理方法:①如前所述,将坏死区做成灌洗腔,插入两根粗而软的双套管,持续灌洗引流,切口缝合。②用不易粘连的网眼纱布覆盖内脏,再以湿纱垫填充于腹内空间和腹壁切口,腹壁切口不缝合,或做全层栅状缝合数针固定。根据病情需要,定期更换敷料。此法可动态观察病情,以及时清除不断形成的坏死组织,进行局部冲洗,避免多次切开、缝合和分离粘连。但每次更换敷料均需在全麻下进行,切口形成肉芽创面后方可能在病房内更换敷料。此法仅适用于胰腺坏死已有明显感染,胰腺脓肿形成,或有严重弥漫性腹膜炎的病例。③胰腺坏死组织清除后,切口开放,填塞敷料,然后盖以聚乙烯薄膜,在腹壁安装尼龙拉链闭合切口。此法优点与切口开放填塞法相同,更因有拉链闭合切口,减少了经蒸发丢失的液体量。但反复全身麻醉,出血、肠瘘、感染等严重并发症风险也决定了此类方法必须严格选择病例,不可轻率施行。

2.术中要点

(1)胰腺坏死组织清除术的关键步骤是有效清除胰内、胰周和腹膜后间隙坏死组织及感染病灶,保护仍有活力的胰腺组织,尽量用手指做钝性分离,保护主要血管。肠系膜根部周围的坏死组织无须分离,切忌追求彻底清除而导致术中或术后大出血。必须彻底止血,必要时结扎局部主要供血血管,但若为肠系膜根部血管受累,只能修补不可结扎。

(2)选择引流管质地应柔软,以避免长期使用形成肠瘘。有严重腹膜炎时腹腔应灌洗1~3天。腹膜后间隙坏死,感染严重时应作充分而有效的引流。

(3)为不可避免的再次手术或重复手术所设计的腹部开放填塞或腹壁安装拉链术,要注意严格选择病例,不宜作为常规方式。

3.术后处理

(1)患者需 ICU 监护治疗。

(2)应用抗生素防治感染。选择广谱、对需氧及厌氧菌均有效的药物,或联合用药。

(3)严密监测主要脏器功能,以及时治疗肺、肾、心、循环及脑功能不全。若有指征及时应用呼吸机辅助呼吸,观察每小时尿量及比重,观察神志、瞳孔变化。

(4)肠外营养支持,一旦肠功能恢复,即逐渐过渡至肠内营养支持。

(5)持续双套管冲洗,严格记录出入量,测量吸出坏死组织重量,吸出液行细菌培养,以决定何时停止冲洗。

(6)发现需要再次手术的指征,主要是经过坏死组织清除及冲洗,症状一度缓解却又再度恶化,高热不退,局部引流不畅。

(7)若发现坏无效腔出血,应停止冲洗,出血量不大时可采用填塞压迫止血,出血量大则应急诊手术。

(8)发现继发性肠瘘,应立刻进行腹腔充分引流。

(9)主要并发症:胰腺坏死清除术的主要并发症为胰腺坏死进展,继发严重感染,形成胰腺脓肿或感染性假性胰腺囊肿;胰腺坏死累及主要血管发生大出血,继发休克;严重感染、中毒导致脓毒血症;多因素导致 MODS。①感染:坏死性胰腺炎手术中胰腺坏死组织细菌培养阳性率为 62.8%。手术引流不畅或感染进展时,细菌培养阳性率增高,术中培养阳性者病死率比培养阴性者高 1 倍。感染未能控制,发生脓毒血症者则存活率很低。②出血:往往由于术中企图彻底切除坏死组织或坏死、感染侵蚀血管引起。预防方法是术中对血管周围或肠系膜根部的坏死组织不必彻底清除,以及时发现和处理出血。若发生大出血则病死率接近 40%。③肠瘘:包括小肠瘘和结肠瘘,是最常见的并发症之一。约 1/10 的患者发生肠瘘。与坏死病变侵蚀,反复行胰腺坏死组织清除术,或切口开放有关。④胰瘘:坏死性胰腺炎术后约 8% 的病例发生胰瘘,经充分引流,多可自行愈合。超过半年不愈合者应手术治疗。⑤假性胰腺囊肿:多在 SAP 发病 4 周以后形成,是由纤维组织或肉芽组织囊壁包裹的胰液积聚。直径<6 cm 无症状者可不处理,若发生感染或>6 cm 者,需做 B 超或 CT 引导下的介入引流,或手术行内引流或外引流。

# 第四节　慢性胰腺炎

## 一、概述

慢性胰腺炎是各种原因所致的胰实质和胰管的不可逆慢性炎症,其特征是反复发作的上腹部疼痛伴不同程度的胰腺内、外分泌功能减退或丧失。

长期酗酒是慢性胰腺炎最主要的病因。甲状旁腺功能亢进的高钙血症和胰管内蛋白凝聚沉淀均可形成胰腺结石,导致慢性胰腺炎;此外,高脂血症、营养不良、血管因素、遗传因素、先天性胰腺分离畸形及 AP 造成的胰管狭窄等均与本病的发生有关。

病理病变为不可逆改变。典型的病变是胰腺缩小,呈不规则结节样变硬。胰管狭窄伴节段性扩张,其内可有胰石或囊肿形成。显微镜下见:大量纤维组织增生,腺泡细胞缺失,胞体皱缩、钙化和导管狭窄。电子显微镜下可见致密的胶原和成纤维细胞增生,并将胰岛细胞分隔。

**二、临床表现**

腹痛是本病最常见症状。疼痛位于上腹部剑突下或偏左,常放射到腰背部,呈束腰带状。平时为隐痛,发作时疼痛剧烈,酷似 AP。随着急性发作的次数增加,间歇期逐渐变短,最后呈持续痛。

疼痛的发作主要是由于结石或胰管上皮增生所造成的胰管阻塞,使胰液不能通畅流入十二指肠,管内压力增高所引起;在手术解除梗阻后,疼痛就得到缓解。如果梗阻原因得不到解除,反复急性发作,纤维化病变逐渐加重,最后是胰腺的主要管道多处出现狭窄,犹如串珠状,疼痛就更难缓解。

血糖增高和出现糖尿是胰腺内分泌腺遭到破坏的表现。由于胰腺炎的反复发作,胰岛破坏严重,胰岛素分泌减少。但与 AP 不一样,糖尿病不仅不会缓解,且日趋严重。

腹胀、不耐油腻、腹泻是胰腺外分泌缺少的症状。由于胰管的阻塞,腺泡被破坏,使蛋白酶、脂肪酶和淀粉酶的分泌减少,蛋白质、脂肪等吸收都受到影响,表现为大便次数增多,粪便量大、不成形、色浅、发亮带油粒,即所谓"脂肪泄"。由于吸收不良,加以进食后引起疼痛而畏食,患者逐渐消瘦,体质量减轻。

少数患者出现黄疸,是因为慢性胰腺炎在胰头的纤维病变,压迫胆总管下端,或因为同时伴有胆管疾病。如果引起慢性胰腺炎的病因是慢性酒精中毒,还可出现营养不良性肝硬化所引起的一系列症状。

**三、诊断**

依据典型临床表现,可做出初步诊断。

**(一)常规检查**

粪便检查可发现脂肪滴,胰功能检查有功能不足。

## (二)超声检查

B超可见胰腺局限性结节,胰管扩张,囊肿形成,胰大或纤维化。

## (三)腹部 X 线

腹部 X 线平片可显示胰腺钙化或胰石影。

## (四)CT

CT 扫描可见胰实质钙化,呈结节状,密度不均,胰管扩张或囊肿形成等。CT 检查的准确性远较 B 超为高。

## 四、治疗

### (一)非手术治疗

1.病因治疗

治疗胆管疾病,戒酒。

2.镇痛

可用长效抗胆碱能药物,也可用一般止痛药,要防止药物成瘾,必要时行腹腔神经丛封闭。

3.饮食疗法

少食多餐,高蛋白、高维生素、低脂饮食,按糖尿病的要求控制糖的摄入。

4.补充胰酶

消化不良,特别对脂肪泻患者,大量外源性胰酶制剂有一定治疗效果。

5.控制糖尿病

控制饮食,并采用胰岛素替代疗法。

6.营养支持

长期慢性胰腺炎多伴有营养不良。除饮食疗法外,可有计划地给予肠外和/或肠内营养支持。

### (二)手术治疗

手术治疗目的主要在于减轻疼痛,延缓疾病的进展,但不能根治。

1.纠正原发疾病

若并存胆石症应行手术取出胆石,去除病因。

2.胰管引流术

(1)经十二指肠行肝胰壶腹括约肌切开术或成形术:可解除括约肌狭窄,使胰管得到引流;也可经ERCP行此手术。

(2)胰管空肠侧-侧吻合术:全程切开胰管,取除结石,与空肠做侧-侧吻合。

3.胰腺切除术

有严重胰腺纤维化而无胰管扩张者可根据病变范围选用适宜的手术。

(1)胰体尾部切除术:适用于胰体尾部病变。

(2)胰腺次全切除术:胰远侧切除达胆总管水平,适用于严重的弥漫性胰实质病变。术后有胰岛素依赖性糖尿病的危险,但大部分患者可获得疼痛的减轻。

(3)胰头十二指肠切除术:适宜于胰头肿块的患者。可解除胆管和十二指肠梗阻,保留了富有胰岛细胞的胰体尾部。

(4)保留幽门的胰头十二指肠切除术:由于保留了幽门,较前者更为优越。

(5)保留十二指肠的胰头切除术:残留胰腺与空肠施 Roux-en-Y 吻合术,与PPPD 效果相似。

(6)全胰切除术:适用于顽固性疼痛患者。半数以上患者可解除疼痛,但术后发生糖尿病、脂肪泻和体重下降,患者需终生依靠注射胰岛素及口服胰酶片的替代治疗。

# 第五节　胰　腺　囊　肿

## 一、胰腺真性囊肿

### (一)诊断

1.症状

胰腺先天性囊肿常伴发肝肾等多发囊肿,很少见,常无明显症状。潴留性囊肿常有上腹部胀痛或钝痛,囊肿增大压迫胃肠道可出现消化道症状,还可以出现体重下降等。

2.体征

部分患者在上腹部可扪及肿块,常为单发、圆形、界限清楚的囊性肿块,可有不同程度的压痛。

3.实验室检查

部分潴留性囊肿患者可出现血液白细胞计数增加、血清淀粉酶升高。穿刺检查可发现囊液淀粉酶含量高。囊壁活检可以发现上皮样囊壁结构。

4.辅助检查

B超检查先天性囊肿,一般较小,常伴有肝肾等多发囊肿;潴留性囊肿多为沿主胰管或其分支处出现单房无回声区。CT检查能明确肿物为囊性及其与周围器官的关系,了解胰腺的情况。

(二)鉴别诊断

1.胰腺囊性疾病

如胰腺假性囊肿、胰腺囊性肿瘤,仅能通过手术切除后的病理诊断进行确诊。

2.胰腺脓肿

胰腺脓肿可出现发热、畏寒等脓毒血症表现,上腹部可出现腹膜刺激征,血液中白细胞计数显著增加,腹平片和CT上有时可见气体影。

3.胰腺癌

部分胰腺癌出现中心区坏死液化,可出现小囊肿,影像学检查有助于鉴别诊断。

(三)治疗原则

如无禁忌证需行手术探查,明确病理诊断。对于较大的囊肿,尤其是突出于胰腺表面的囊肿应尽量予以切除。难以切除的囊肿可考虑行胰腺囊肿空肠Roux-en-Y吻合术。

二、胰腺假性囊肿

(一)诊断

1.症状

病史多有急、慢性胰腺炎或胰腺外伤史。有不同程度的腹胀和腹部隐痛,常放射至右肩部。有胃肠道症状;压迫胆管可引起胆管扩张和黄疸;胰腺外分泌功能受损引起吸收不良。并发感染、消化道梗阻、破裂和出血时,可出现相应的症状。

2.体征

可在上腹部扪及肿块,圆形或椭圆形,边界不清,较固定,不随呼吸移动,有深压痛,巨大囊肿可测出囊性感。

3.实验室检查

在早期囊肿未成熟时部分患者可有血尿淀粉酶升高。囊壁活检无上皮细胞覆盖。囊液一般混浊,淀粉酶一般很高。

4.辅助检查

腹平片可见胃和结肠推挤移位,胃肠钡餐造影则可见到胃、十二指肠、横结肠移位及压迹。B超可显示分隔或不分隔的囊性肿物。CT 检查对假性囊肿影像更清晰明确,并可了解胰腺破坏的情况。必要时行 ERCP,观察囊肿与胰管是否相通。

**(二)鉴别诊断**

术前不易与其他胰腺囊性疾病(胰腺真性囊肿、胰腺囊性肿瘤)进行鉴别诊断,仅能通过手术切除后的病理诊断进行确诊。

**(三)治疗原则**

(1)胰腺假性囊肿形成早期(<6 周),囊壁较薄或较小时,如无明显并发症,无全身中毒症状,可在B超或 CT 随诊下观察。

(2)急性假性囊肿,特别是在伴有感染时,以及不适于手术的慢性胰腺假性囊肿,可在 B 超和 CT 引导下行囊肿的穿刺外引流。

(3)囊肿直径>6 cm,且有症状的胰腺假性囊肿,特别是胰头部假性囊肿而又不适宜手术的患者,可选择内镜进行囊肿造瘘或十二指肠囊肿造瘘。

(4)手术疗法是治疗胰腺假性囊肿的主要方法,对非手术疗法无效的病例,均应在囊壁充分形成后进行手术疗法,一般在发病后 3 个月以上手术为宜。

外引流术作为急症手术用以治疗囊肿破裂,出血及感染。术后多形成胰瘘或囊肿复发,而需再次行内引流术。

内引流术有囊肿胃吻合和囊肿空肠 Roux-en-Y 吻合术,吻合口应尽可能足够大,宜切除一块假性囊肿壁,而不是切开囊壁。吻合口应尽量选择在囊肿的最低点,以便重力引流。术中应注意:①先行囊肿穿刺,抽取部分囊液送淀粉酶测定。②对囊腔应做全面探查,发现赘生物应冰冻切片检查,同时切取部分囊壁做冰冻切片,确定是否囊腺瘤和有无恶变,并除外腹膜后肿瘤或恶性肿瘤坏死后囊性变。③如发现囊内有分隔,应将其分开,变成单囊后再做引流术。

对于一些多房性胰腺假性囊肿,估计内引流术的引流效果不彻底,可选择切除,如假性囊肿位于胰腺尾部可以连同脾一并切除外,胰头部囊肿可行胰十二指肠切除术。

### 三、胰腺囊腺瘤和胰腺囊腺癌

**(一)诊断**

**1.症状**

早期多无症状,生长慢,随肿瘤生长和病情发展可能出现上腹部持续性隐痛或胀痛。位于胰头部的囊腺瘤可压迫胆总管下端,发生梗阻性黄疸。病变广泛时,胰腺组织受损范围大,部分患者出现糖尿病;压迫胃肠道可发生消化道梗阻。位于胰尾部的囊性肿瘤,可压迫脾静脉导致脾大、腹水、食管静脉曲张。恶性变时体重减轻,胰腺囊性癌可发生远处转移。

**2.体征**

上腹部可有压痛,程度不一,多不伴有肌紧张。上腹部可扪及无压痛的肿块,稍活动,可出现腹水和脾大。

**3.实验室检查**

穿刺囊液测定的淀粉酶一般正常,囊液涂片发现富有糖原的浆液或黏液细胞,对囊腺瘤的诊断具有较高的特异性。囊液中癌胚抗原等肿瘤标志物有助于鉴别诊断。

**4.辅助检查**

(1)B超发现病变部位的液性暗区,囊腔内为等回声或略强回声光团,并有粗细不等的分隔光带及等回声漂浮光点;囊壁厚薄不均或有乳头状突起,常提示恶性病变的可能。多数胰管不扩张,胰腺组织本身形态回声正常。

(2)CT和MRI检查:可了解肿瘤的大小,部位和内部情况。进行增强扫描后出现囊壁结节提示囊性癌可能性大。

(3)X线检查:腹平片可见上腹部肿块影,胃肠钡餐检查可出现周围肠管、胃等脏器受压移位。囊壁出现钙化灶影提示恶变的可能。

(4)术中必须进行全面探查,囊肿外观无特异性,良性病变和恶性病变可以并存,并多点多次取材才能避免误诊。

**(二)鉴别诊断**

**1.胰腺假性囊肿**

胰腺假性囊肿多发生在胰腺外伤或胰腺炎后,囊壁无上皮覆盖,而由囊肿与周围脏器共同构成。B超和CT多显示单腔囊肿,呈水样密度,腔内无分隔。囊壁薄而均匀无强化,无囊壁结节。ERCP检查常发现胰管变形,大部分囊肿与胰管相通,囊液淀粉酶明显增高。

### 2.乳头状囊性肿瘤

乳头状囊性肿瘤极少见疾病,极易与黏液性囊腺瘤或囊性癌混淆。瘤体部分较黏液性囊腺瘤更多,壁厚而不规则,可见乳头伸入,囊内充斥血块和坏死组织,CT 值较高,内无分隔。恶性程度低,根治术后可长期存活。

### 3.胰腺导管扩张症

胰腺导管扩张症多发生于胰腺钩突部,是由主胰管及其分支局限性囊状扩张所致,瘤体约 3 mL 大小呈葡萄串状,囊内无分隔。ERCP 的典型表现是囊腔与主胰管相通充满造影剂。

### (三)治疗原则

胰腺囊腺癌对放疗、化疗不敏感,手术切除是其唯一的治疗方法,彻底切除肿瘤可获长期存活。肿瘤一般与周围组织粘连较少,切除不难。因囊腺癌的囊腔较大并且呈多房性,故不可做外引流术和内引流术,以免引发感染或贻误手术切除时机。手术中注意进行全面探查并行病理检查,如怀疑胰腺囊腺瘤应多处取材送病理检查,注意局部恶变的可能。手术方式:位于胰体尾者可行胰体尾切除,一般同时行脾切除术;位于胰头者可行胰头十二指肠切除术。除非病变范围广泛,患者不能耐受根治性手术,或肿瘤已经有转移外,一般不做单纯肿瘤切除。

# 第五章

# 胃、十二指肠疾病

## 第一节 胃、十二指肠溃疡急性穿孔

急性穿孔是胃、十二指肠溃疡的严重并发症,也是外科常见的急腹症之一。起病急、病情重、变化快是其特点,常需紧急处理,若诊治不当,可危及患者生命。

### 一、流行病学调查

近 30 年来,胃、十二指肠溃疡的发生率下降,住院治疗的胃、十二指肠溃疡患者数量明显减少,特别是胃、十二指肠溃疡的选择性手术治疗数量尤为减少,但溃疡的急性并发症(穿孔、出血和梗阻)的发生率和需要手术率近 20 年并无明显改变。

溃疡穿孔每年的发病率为 0.7~1/万;穿孔病住院患者占溃疡病住院患者的 7%;穿孔多发生在 30~60 岁人群,占 75%。约 2% 十二指肠溃疡患者中穿孔为首发症状。估计在诊断十二指肠溃疡后,在第 1 个 10 年中,每年约 0.3% 患者发生穿孔。十二指肠溃疡穿孔多位于前壁,"前壁溃疡穿孔,后壁溃疡出血"。胃溃疡急性穿孔大多发生在近幽门的胃前壁,偏小弯侧,胃溃疡的穿孔一般较十二指肠溃疡略大。

### 二、病因及发病机制

胃、十二指肠溃疡穿孔发生在慢性溃疡的基础上,患者有长期溃疡病史,但在少数情况下,急性溃疡也可以发生穿孔。下列因素可促进穿孔的发生。

(1)精神过度紧张或劳累,增加迷走神经兴奋程度,溃疡加重而穿孔。

(2)饮食过量,胃内压力增加,使溃疡穿孔。

(3)应用非甾体抗炎药(nonsteroidal anti-inflammtary durgs,NSAIDs)和十

二指肠溃疡、胃溃疡的穿孔密切相关,现在研究显示,治疗患者时应用这类药物是主要的促进因素。

(4)免疫抑制,尤其在器官移植患者中应用激素治疗。

(5)其他因素包括患者年龄增加、慢性阻塞性肺疾病、创伤、大面积烧伤和多器官功能障碍。

**三、病理生理**

急性穿孔后,有强烈刺激性的胃酸、胆汁、胰液等消化液和食物溢入腹腔,引起化学性腹膜炎,导致剧烈的腹痛和大量腹腔渗出液,甚至可致血容量下降,低血容量性休克。6～8小时后,细菌开始繁殖,并逐渐转变为化脓性腹膜炎,病原菌以大肠埃希菌及链球菌多见。在强烈的化学刺激,细胞外液丢失的基础上,大量毒素被吸收,可导致感染中毒性休克的发生。胃、十二指肠后壁溃疡可穿透全层,并与周围组织包裹,形成慢性穿透性溃疡。

**四、临床表现**

**(一)症状**

患者以往多有溃疡病症状或肯定溃疡病史,而且近期常有溃疡病活动的症状。可在饮食不当后或在清晨空腹时发作。典型的溃疡急性穿孔表现为骤发腹痛,十分剧烈,如刀割或烧灼样,为持续性,但也可有阵发加重。由于腹痛发作突然而猛烈,患者甚至有一时性昏厥感。疼痛初起部位多在上腹或心窝部,迅即延及全腹面,以上腹为重。由于腹后壁及膈肌腹膜受到刺激,有时可引起肩部或肩胛部牵涉性疼痛,可有恶心感及反射性呕吐,但一般不重。

**(二)体征**

患者仰卧拒动,急性痛苦病容,由于腹痛严重而致面色苍白、四肢凉、出冷汗、脉率快、呼吸浅。腹式呼吸因腹肌紧张而消失。在发病初期,血压仍正常,腹部有明显腹膜炎体征,全腹压痛明显,上腹更重,腹肌高度强直,即所谓板样强直。肠鸣音消失。如腹腔内有较多游离气体,则叩诊时肝浊音界不清楚或消失。随着腹腔内细菌感染的发展,患者的体温、脉搏、血压、血常规等周身感染中毒症状及肠麻痹、腹胀、腹水等腹膜炎症也越来越重。

溃疡穿孔后,临床表现的轻重与漏出至游离腹腔内的胃肠内容物的量有直接关系,亦即与穿孔的大小,穿孔时胃内容物的多少(空腹或饱餐后)及孔洞是否很快被邻近器官或组织粘连堵塞等因素有关。穿孔小或漏出的胃肠内容物少或

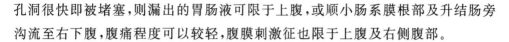

孔洞很快即被堵塞,则漏出的胃肠液可限于上腹,或顺小肠系膜根部及升结肠旁沟流至右下腹,腹痛程度可以较轻,腹膜刺激征也限于上腹及右侧腹部。

**五、辅助检查**

如考虑为穿孔,应做必要的实验室检查,检查项目包括血常规、血清电解质和淀粉酶,穿孔时间较长的需检查肾功能、血清肌酐、肺功能并进行动脉血气分析、监测酸碱平衡。常见白细胞升高及核左移,但在免疫抑制和老年患者中有时没有。血清淀粉酶一般是正常的,但有时升高,通常小于正常的 3 倍。肝功能一般是正常的。除非就诊延迟,血清电解质和肾功能是正常的。

胸部 X 线片和立位及卧位腹部 X 线片是必需的。约 70% 的患者有腹腔游离气体,因此无游离气体的不能排除穿孔。当疑为穿孔但无气腹者,可做水溶性造影剂上消化道造影检查,确立诊断腹膜炎体征者,这种 X 线造影是不需要的。

诊断性腹腔穿刺在部分患者是有意义的,若抽出液中含有胆汁或食物残渣常提示有消化道穿孔。

**六、诊断和鉴别诊断**

**(一)诊断标准**

胃、十二指肠溃疡急性穿孔后表现为急剧上腹痛,并迅速扩展为全腹痛,伴有显著的腹膜刺激征,结合 X 线检查发现腹部膈下游离气体,诊断性腹腔穿刺抽出液含有胆汁或食物残渣等特点,正确诊断一般不困难。在既往无典型溃疡病者,位于十二指肠及幽门后壁的溃疡小穿孔,胃后壁溃疡向小网膜腔内穿孔,老年体弱反应性差者的溃疡穿孔及空腹时发生的小穿孔等情况下,症状、体征不太典型,较难诊断。另需注意的是,X 线检查未发现膈下游离气体并不能排除溃疡穿孔的可能,因约有 20% 患者穿孔后可以无气腹表现。

**(二)鉴别诊断**

1.急性胰腺炎

溃疡急性穿孔和急性胰腺炎都是上腹部突然受到强烈化学性刺激而引起的急腹症,因而在临床表现上有很多相似之处,在鉴别诊断上可能造成困难。急性胰腺炎的腹痛发作虽然也较突然,但多不如溃疡穿孔者急骤,腹痛开始时有由轻而重的过程,疼痛部位趋向于上腹偏左及背部,腹肌紧张程度也略轻。血清及腹腔渗液的淀粉酶含量在溃疡穿孔时可以有所增高,但其增高的数值尚不足以诊断。急性胰腺炎 X 线检查无膈下游离气体,B 超及 CT 提示胰腺肿胀。

2.胆石症、急性胆囊炎

胆绞痛发作以阵发性为主,压痛较局限于右上腹,而且压痛程度也较轻,腹肌紧张远不如溃疡穿孔者显著。腹膜炎体征多局限在右上腹,有时可触及肿大的胆囊,Murphy征阳性,X线检查无膈下游离气体,B超提示有胆囊结石,胆囊炎,如血清胆红素有增高,则可明确诊断。

3.急性阑尾炎

溃疡穿孔后胃、十二指肠内容物可顺升结肠旁沟或小肠系膜根部流至右下腹,引起右下腹腹膜炎症状和体征,易被误诊为急性阑尾炎穿孔。仔细询问病史当能发现急性阑尾炎开始发病时的上腹痛一般不十分剧烈,阑尾穿孔时腹痛的加重也不以上腹为主,腹膜炎体征则右下腹较上腹明显。

4.胃癌穿孔

胃癌急性穿孔所引起的腹内病理变化与溃疡穿孔相同,因而症状和体征也相似,术前难以鉴别。老年患者,特别是无溃疡病既往史而近期内有胃部不适或消化不良及消瘦、体力差等症状者,当出现溃疡急性穿孔的症状和体征时,应考虑到胃肠穿孔的可能。

## 七、治疗

对胃、十二指肠溃疡急性穿孔的治疗原则首先是终止胃肠内容物继续漏入腹腔,使急性腹膜炎好转,以挽救患者的生命。经常述及的 3 个高危因素:①术前存在休克。②穿孔时间＞24 小时。③伴随严重内科疾病。这 3 类患者病死率高,可达 5%～20%;而无上述高危因素者病死率＜1%。故对此三类患者的处理更要积极、慎重。具体治疗方法有 3 种,即非手术治疗、手术修补穿孔及急症胃部分切除和迷走神经切断术,现在认为后者(胃部分切除术和迷走神经切断术)不是溃疡病的合理手术方式,已很少采用。术式选择主要依赖于患者一般状况、术中所见、局部解剖和穿孔损伤的严重程度。

### (一)非手术治疗

近年来,特别是在我国,对溃疡急性穿孔采用非手术治疗累积了丰富经验,大量临床实践经验表明,连续胃肠吸引减压可以防止胃肠内容物继续漏向腹腔,有利于穿孔自行闭合及急性腹膜炎好转,从而使患者免遭手术痛苦。其病死率与手术缝合穿孔者无显著差别。为了能够得到满意的吸引减压,鼻胃管在胃内的位置要恰当,应处于最低位。非手术疗法的缺点是不能去除已漏入腹腔内的污染物,因此只适用于腹腔污染较轻的患者。其适应证:①患者无明显中毒症状,急性腹膜炎体征较轻,或范围较局限,或已趋向好转,表明漏出的胃肠内容物较少,穿孔已趋于自行闭合。②穿孔是在空腹情况下发生的,估计漏至腹腔内的胃肠内容物有限。③溃疡病本身不是根治性治疗的适应证。④有较重的心肺等重要脏器并存病,致使麻醉及手术有较大风险。但在70岁以上、诊断不能肯定、应用类固醇激素和正在进行溃疡治疗的患者,不能采取非手术治疗方法。

因为手术治疗的效果确切,非手术治疗的风险并不低(腹内感染、脓毒症等),一般认为非手术治疗要极慎重。在非手术治疗期间,需动态观察患者的全身情况和腹部体征,若病情无好转或有所加重,即需及时改用手术治疗。

**(二)手术治疗**

手术治疗包括单纯穿孔缝合术和确定性溃疡手术。

**1.单纯穿孔缝合术**

单纯穿孔缝合术是目前治疗溃疡病穿孔主要的手术方式。只要闭合穿孔不至引起胃出口梗阻,就应首先考虑。缝闭瘘口、中止胃肠内容物继续外漏后,彻底清除腹腔内的污染物及渗出液。术后须经过一时期内科治疗,溃疡可以愈合。缝合术的优点是操作简便,手术时间短,安全性高。一般认为,以下为单纯穿孔缝合术的适应证:穿孔时间>8小时,腹腔内感染及炎症水肿较重,有大量脓性渗出液;以往无溃疡病史或有溃疡病史未经正规内科治疗,无出血、梗阻并发症,特别是十二指肠溃疡;有其他系统器质性疾病而不能耐受彻底性溃疡手术。单纯穿孔缝合术通常采用经腹手术,穿孔以丝线间断横向缝合,再用大网膜覆盖,或以网膜补片修补;也可经腹腔镜行穿孔缝合大网膜覆盖修补。一定吸净腹腔内渗液,特别是膈下及盆腔内。吸除干净后,腹腔引流并非必须。对所有的胃溃疡穿孔患者,需做活检或术中快速病理学检查,若为恶性,应行根治性手术。单纯溃疡穿孔缝合术后仍需内科治疗,幽门螺杆菌(Hp)感染者需根除Hp,以减少复发的机会,部分患者因溃疡未愈合仍需行彻底性溃疡手术。

利用腹腔镜技术缝合十二指肠溃疡穿孔为Nathanson等于1990年首先报道。后来Mouret等描述一种无缝合穿孔修补技术:以大网膜片和纤维蛋白胶封闭穿孔。以后相继报道了吸收性明胶海绵填塞、胃镜引导下肝圆韧带填塞等技术。无缝合技术效果不确切,其术后再漏的机会很大(10%左右),尤其在穿孔>5 mm者,因此应用要慎重。缝合技术有单纯穿孔缝合、缝合加大网膜补片加强和以大网膜补片缝合修补等。虽然腔镜手术具有微创特点,而且据报道术后切口的感染发生率较开腹手术低,但并未被广大外科医师普遍接受,原因是手术效果与开腹手术比较仍有争议,术后发生再漏需要手术处理者不少见,手术时间较长和花费高。以下情况不宜选择腹腔镜手术：①存在前述高危因素（术前存在休克、穿孔时间＞24小时和伴随内科疾病）。②有其他溃疡并发症如出血和梗阻。③较大的穿孔（＞10 mm）。④腹腔镜实施技术上有困难（上腹部手术史等）。

2.部分胃切除和迷走神经切断术

随着对溃疡病病因学的深入理解和内科治疗的良好效果，以往所谓的"确定"性手术方法——部分胃切除和迷走神经切断手术已经很少采用。尤其在急性穿孔有腹膜炎的情况下进行手术，其风险显然较穿孔修补术为大，因此需要严格掌握适应证。仅在以下情况时考虑所谓"确定性"手术：①需切除溃疡本身以治愈疾病。如急性穿孔并发出血；已有幽门瘢痕性狭窄等，在切除溃疡时可根据情况考虑做胃部分切除手术。②较大的胃溃疡穿孔，有癌可能，做胃部分切除。③Hp感染阴性、联合药物治疗无效或胃溃疡复发时，仍有做迷走神经切断术的报道。

# 第二节　胃、十二指肠溃疡大出血

胃、十二指肠溃疡患者有大量呕血、柏油样黑粪，引起红细胞、血红蛋白和血细胞比容明显下降，脉率加快，血压下降，出现为休克前期症状或休克状态，称为溃疡大出血，不包括小量出血或仅有大便隐血阳性的患者。胃、十二指肠溃疡出血，是上消化道大出血中最常见的原因，占50％以上。

## 一、流行病学

十二指肠溃疡并发症住院患者中，出血多于穿孔4倍。约20％的十二指肠溃疡患者在其病程中会发生出血，十二指肠溃疡患者出血较胃溃疡出血为多见。估计消化性溃疡患者约占全部上消化道出血住院患者的50％。虽然$H_2$受体拮抗剂和奥美拉唑药物治疗已减少难治性溃疡择期手术的病例数，但因合并出血患者的手术例数并无减少。

## 二、病因和发病机制

### (一)非甾体抗炎药

应用NSAIDs是溃疡出血的一个重要因素，具有这部分危险因素的患者在增加。在西方国家多于50%以上消化道出血患者有新近应用NSAIDs史。在老年人口中,以前有胃肠道症状,并有短期NSAIDs治疗,这一危险因素正在增高。使用大剂量的阿司匹林(300 mg/d)预防一过性脑缺血发作的患者,其相对上消化道出血的危险性比用安慰剂治疗的高7.7倍,其他NSAIDs亦增加溃疡上消化道出血的危险性。

### (二)甾体类皮质类固醇

皮质类固醇在是否引起消化性溃疡合并出血中的作用仍有争议。最近回顾性研究提示,同时应用NSAIDs是更重要的危险因素。合并应用皮质类固醇和NSAIDs,上消化道出血的危险性升高10倍。

### (三)危重疾病

危重患者是消化性溃疡大出血的危险人群,尤其是需要在重病监护病房治疗的。例如,心脏手术后,这种并发症的发生率为0.4%,这些患者大多数被证实为十二指肠溃疡,且这些溃疡常是大的或多发性的。加拿大一个大宗的多个医院联合研究发现,ICU患者上消化道出血的发生率为1.5%,病死率达48%,这些患者常需用抗溃疡药预防。

### (四)幽门螺杆菌

出血性溃疡患者的Hp感染为15%~20%,低于非出血溃疡患者,因此Hp根治对于减少溃疡复发和再出血的长期危险是十分重要的。

### 三、病理生理学

溃疡基底的血管壁被侵蚀而导致破裂出血,大多数为动脉出血。引起大出血的十二指肠溃疡通常位于球部后壁,可侵蚀胃、十二指肠动脉或胰十二指肠上动脉及其分支引起大出血。胃溃疡大出血多数发生在胃小弯,出血源自胃左、右动脉及其分支。十二指肠前壁附近无大血管,故此处的溃疡常无大出血。溃疡基底部的血管侧壁破裂出血不易自行停止,可引发致命的动脉性出血。大出血后血容量减少、血压降低、血流变缓,可在血管破裂处形成血凝块而暂时止血。由于胃肠的蠕动和胃、十二指肠内容物与溃疡病灶的接触,暂时停止的出血有可能再次活动出血,应予高度重视。

溃疡大出血所引起的病理生理变化与其他原因所造成的失血相同,与失血量的多少及失血的速度有密切的关系。据实验证明,出血50~80 mL即可引起柏油样黑粪,如此少量失血不致发生其他显著症状,但持续性大量失血可以导致血容量减低、贫血、组织低氧、循环衰竭和死亡。

大量血液在胃肠道内可以引起血液化学上的变化,最显著的变化为血非蛋白氮增高,其主要原因是血红蛋白在胃肠内被消化吸收。有休克症状的患者,由于肾脏血液供应不足,肾功能受损,也是可能的原因。胃肠道大出血所致的血非蛋白氮增高在出血后 24～48 小时内即出现,如肾脏功能未受损害,增高的程度与失血量成正比,出血停止后 3～4 天内恢复至正常。

**四、临床表现**

胃、十二指肠溃疡大出血的临床表现主要取决于出血的量及出血速度。

**(一)症状**

呕血和柏油样黑粪是胃、十二指肠溃疡大出血的常见症状,多数患者只有黑粪而无呕血症状,迅猛的出血则为大量呕血与紫黑血粪。呕血前常有恶心症状,便血前后可有心悸、眼前发黑、乏力、全身疲软,甚至晕厥症状。患者过去多有典型溃疡病史,近期可有服用阿司匹林或 NSAIDs 药物等情况。

**(二)体征**

一般失血量在 400 mL 以上时,有循环系统代偿的现象,如苍白、脉搏增速但仍强有力,血压正常或稍增高。继续失血达 800 mL 后即可出现明显休克的体征,如出汗、皮肤凉湿、脉搏快弱、血压降低、呼吸急促等。患者意识清醒,表情焦虑或恐惧。腹部检查常无阳性体征,也可能有腹胀、上腹压痛、肠鸣音亢进等。约半数的患者体温增高。

**五、辅助检查**

大量出血早期,由于血液浓缩,血常规变化不大,以后红细胞计数、血红蛋白含量、血细胞比容均呈进行性下降。

依据症状和体检不能准确确定出血的原因。约 75% 患者过去有消化性溃疡病史以证明溃疡是其出血的病因;干呕或呕吐发作后突然发生出血提示食管黏膜撕裂症;病史及体检有肝硬化证据提示可能食管静脉曲张出血。为了正确诊断出血的来源,必须施行上消化道内镜检查。

内镜检查在上消化道出血患者中有各种作用。除可明确出血的来源,如来源于弥漫性出血性胃炎、静脉曲张、贲门黏膜撕裂症,或胃、十二指肠溃疡出血外,内镜所见的胃、十二指肠溃疡的外貌有估计的预后意义,在有小出血的患者,见到清洁的溃疡基底或着色的斑点预示复发出血率低,约为 2%,这些患者适合早期进食和出院治疗。相反,发现于溃疡基底可见血管或新鲜凝血块预示有较高的再出血率。大的溃疡(直径＞1 cm)同样有高的复发再出血率。由于内镜下治疗技术的发展,非手术治疗的成功率已明显提高,手术的需要和病死率显著下降。

内镜下胃、十二指肠溃疡出血病灶特征现多采用 Forrest 分级:FⅠa,可见溃疡病灶处喷血;FⅠb,可见病灶处渗血;FⅡa,病灶处可见裸露血管;FⅡb,病灶处有血凝块附着;FⅢ,溃疡病灶基底仅有白苔而无上述活动性出血征象。根据上述内镜表现除 FⅢ外,只要有其中一种表现均可确定为此次出血的病因及出血部位。

选择性腹腔动脉或肠系膜上动脉造影也可用于血流动力学稳定的活动性出血患者,可明确病因与出血部位,指导治疗,并可采取栓塞治疗或动脉内注射垂体加压素等介入性止血措施。

### 六、诊断和鉴别诊断

#### (一)诊断

有溃疡病史者,发生呕血与黑粪,诊断并不困难。10％～15％的患者出血无溃疡病史,鉴别出血的来源较为困难。大出血时不宜行上消化道钡剂检查,因此,急诊纤维胃镜检查在胃、十二指肠溃疡出血的诊断中有重要作用,可迅速明确出血部位和病因,出血 24 小时内胃镜检查检出率可达 70％～80％,超过48 小时则检出率下降。

#### (二)鉴别诊断

胃、十二指肠溃疡出血应与应激性溃疡出血、胃癌出血、食管静脉曲张破裂出血、贲门黏膜撕裂综合征和胆管出血相鉴别。上述疾病,除内镜下表现与胃、十二指肠溃疡出血不同外,应结合其他临床表现相鉴别。如应激性溃疡出血多出现在重大手术或创伤后;食管静脉曲张破裂出血体检可发现蜘蛛痣、肝掌、腹壁静脉曲张、肝大、腹水、巩膜黄染等肝硬化的表现;贲门黏膜撕裂综合征多发生在剧烈呕吐或干呕之后;胆管大量出血常由肝内疾病(化脓性感染、胆石、肿瘤)所致,其典型表现为胆绞痛、便血或呕血、黄疸之三联征。

### 七、治疗

治疗原则是补充血容量,防止失血性休克,尽快明确出血部位,并采取有效的止血措施,防止再出血。总体上,治疗方式包括非手术及手术治疗。

## (一)非手术治疗

主要是针对休克的治疗,主要措施如下:①补充血容量,建立可靠畅通的静脉通道,快速滴注平衡盐液,做输血配型试验。同时严密观察血压、脉搏、尿量和周围循环状况,并判断失血量,指导补液。失血量达全身总血量的20%时,应输注羟乙基淀粉、右旋糖酐或其他血浆代用品,用量在1 000 mL左右。出血量较大时可输注浓缩红细胞,也可输全血,并维持血细胞比容不低于30%。输注液体中晶体与胶体之比以3∶1为宜。监测生命体征,测定中心静脉压、尿量,维持循环功能稳定和良好呼吸、肾功能十分重要。②留置鼻胃管,用生理盐水冲洗胃腔,清除血凝块,直至胃液变清,持续低负压吸引,动态观察出血情况。可经胃管注入200 mL含8 mg去甲肾上腺素的生理盐水溶液,每4～6小时1次。③急诊纤维胃镜检查可明确出血病灶,还可同时施行内镜下电凝、激光灼凝、注射或喷洒药物等局部止血措施。检查前必须纠正患者的低血容量状态。④止血、制酸、生长抑素等药物的应用经静脉或肌内注射巴曲酶;静脉给予$H_2$受体拮抗剂(西咪替丁等)或质子泵抑制剂(奥美拉唑等);静脉应用生长抑素(善宁、奥曲肽等)。

## (二)手术治疗

内镜止血的成功率可达90%,使急诊手术大为减少,且具有创伤小、极少并发穿孔和可重复实施的优点,适用于绝大多数溃疡病出血,特别是高危老年患者。即使不能止血的病例,内镜检查也明确了出血部位、原因,使后续的手术更有的放矢,成功率升高。内镜处理后发生再出血时仍建议首选内镜治疗,仅在以下患者考虑手术处理:①难以控制的大出血,出血速度快,短期内发生休克,或较短时间内(6～8小时)需要输注较大量血液(>800 mL)方能维持血压和血细胞比容者。②纤维胃镜检查发现动脉搏动性出血,或溃疡底部血管显露再出血危险很大。③年龄在60岁以上,有心血管疾病、十二指肠球后溃疡及有过相应并发症者。④近期发生过类似的大出血或合并穿孔或幽门梗阻。⑤正在进行药物治疗的胃、十二指肠溃疡患者发生大出血,表明溃疡侵蚀性大,非手术治疗难以止血。

手术治疗的目的在于止血抢救患者生命,而不在于治疗溃疡本身和术后的溃疡复发问题。手术介入的方式,经常采用的有:①单纯止血手术,即(胃)十二指肠切开＋腔内血管缝扎,加或不加腔外血管结扎。结合术前胃镜和术中扪摸检查,一般可快速确定出血溃疡部位,即在溃疡对应的前壁切开,显露溃疡后稳妥缝扎止血。如是在幽门部切开,止血后要做幽门成形术(Heineke-Mikulicz

法）。②部分胃切除术。③（选择性）迷走神经切断＋胃窦切除或幽门成形术。④介入血管栓塞术。胃部分切除术是前一段时间国内较常采用的一种手术,认为切除了出血灶本身止血可靠,同时切除了溃疡,也避免了术后溃疡的复发。但手术创伤大,在发生了大出血的患者施行,病死率及并发症发生率均高。由于内科治疗的进步和考虑到胃切除后可能的并发症和病死率,近年来更多地采用仅以止血为目的的较保守的一类手术,通过结扎溃疡出血点和/或阻断局部血管以达到止血目的,术后再辅以正规的内科治疗。因创伤较小,尤其适合老年和高危患者。血管栓塞术止血成功率也较高,但要求特殊设备和娴熟的血管介入技术。

# 第三节　胃、十二指肠憩室

胃、十二指肠憩室是指胃壁或十二指肠壁的局限性袋状扩张或囊样突出,其发生可能与胃肠胚胎起源有关。胃、十二指肠憩室的发病率文献报道不一,常规胃肠钡餐检查胃憩室的发现率为 $0.043\%\sim0.1\%$,十二指肠憩室在消化道中的发生率仅次于结肠憩室,发病率为 $2\%\sim22\%$。本病可发生于任何年龄,其发生率随年龄的增长而增高,多见于年龄 $50\sim60$ 岁者,男女发病率无明显差异。

## 一、病因学

胃憩室的病因分为先天性及后天性两种。前者与胃壁肌层先天性薄弱肌层发育不良有关,好发于胃贲门近小弯后壁,多单发,常为真性憩室,即憩室壁包含有正常胃壁所有的全层。后天性胃憩室多发生于幽门附近,为假性憩室,即仅有黏膜和黏膜下层膨出,憩室壁内缺乏固有肌层,其成因可分为内压性和牵引性。内压性憩室多为胃壁先天性解剖薄弱(环肌缺如、斜行肌薄弱、纵肌分离等),加之胃内病变引起的压力增加所致。牵引性憩室多继发于炎症、溃疡及肿瘤等病理因素,与自身及邻近病变的牵拉等因素有关。

局部肠壁薄弱和肠腔内压力增高是十二指肠憩室发生的主要原因。肠壁薄弱的原因可能是先天性肠壁肌层发育不全或内在肌张力低下,或年龄增加肠壁发生退行性变化而致。肠腔外病变如炎症性粘连造成的牵拉、肠外脂垂过多、肥胖、便秘和局部血供不足亦是憩室形成的相关因素。十二指肠降段壶腹部由于有胰管、胆管、血管通过,缺乏结缔组织且肌层薄弱,加上 Oddi 括约肌的不断收缩牵拉,故更易发生憩室,多为肠壁全层膨出的真性憩室。位于十二指肠球部的大多为假性憩室,即憩室壁中没有肌层,由于球部溃疡痊愈后瘢痕收缩及局部肠壁变弱所致。

### 二、分类

按其病因可分为真性憩室和假性憩室,按憩室多少分为单发憩室与多发憩室。十二指肠憩室按憩室膨出方向与十二指肠腔的关系,可分为腔内型憩室和腔外型憩室,后者更为常见。按憩室的解剖部位可分为十二指肠乳头旁憩室和非乳头旁憩室,前者是指发生在十二指肠乳头周围2～3 cm以内的憩室,是十二指肠憩室的主要类型。

### 三、临床表现

胃憩室患者临床症状取决于病变部位和憩室的大小,多无明显临床症状,部分患者可出现上腹饱胀感或隐痛不适,餐后及卧位时临床症状加重,变换体位临床症状可缓解。严重者可伴有恶心、呕吐、反酸、嗳气、黑便等临床症状,与食物在憩室内滞留引起憩室炎、溃疡或出血等并发症有关。

多数十二指肠憩室无明显的临床症状,常在上消化道钡剂造影或经内镜逆行胰胆管造影术(ERCP)检查胆胰疾病时偶然发现。是否出现临床症状与憩室的大小、部位及与周围脏器的关系等有关。部分患者可出现腹部不适、腹痛、反酸、呕吐,饱食后加重。并发憩室炎或溃疡时,临床症状较重甚至出现呕血、黑便。十二指肠乳头旁憩室多可合并胆胰疾病,称为Lemmel综合征,表现为胆囊结石、胆囊切除术后综合征、反复形成的胆管结石、并发胆管炎、胰腺炎等,多是由于憩室机械性压迫胆胰管造成引流不畅、憩室炎或Oddi括约肌功能障碍所致。

### 四、影像学检查

#### (一)X线钡餐检查

X线钡餐检查表现为圆形或椭圆形凸出腔外的囊袋影,边缘锐利,轮廓光整,与胃壁或肠壁间有狭颈连接,并可见黏膜伸入其内。有憩室炎时憩室轮廓可不规则,边缘毛糙。憩室的排空取决于憩室颈部狭窄的程度。较大的憩室内立位可见气、钡分层或气、液、钡分层现象(图5-1)。

#### (二)内镜检查

内镜对胃、十二指肠憩室的诊断更为直观,可以直接观察病变形态及特点。胃、十二指肠憩室的内镜表现为胃壁或肠壁的局部凹陷或膨出,憩室口多呈圆形,边缘规则清楚,黏膜皱襞向憩室内伸展,有时可见憩室腔黏膜充血、水肿及溃疡形成,偶有食物残渣潴留(图 5-2)。

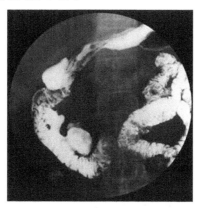

图 5-1　十二指肠憩室钡餐表现

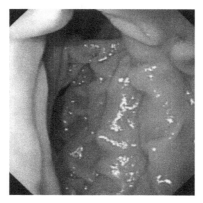

图 5-2　胃憩室内镜表现

十二指肠乳头旁憩室根据憩室与乳头的关系,又可分为乳头旁憩室(图 5-3)和憩室内乳头(见图 5-4)。ERCP 可明确憩室与胰胆管之间的关系,以及憩室合并胆胰疾病的情况。ERCP 不仅有诊断价值,同时可对某些有临床症状十二指肠憩室患者进行内镜治疗。

(三)CT、MRI 检查

CT 扫描能提示胃、十二指肠憩室诊断,典型胃、十二指肠 CT 表现为突出于胃或十二指肠轮廓之外的大小不一的圆形或椭圆形的囊袋状影,增强时可呈不均匀强化,特异性表现是于肿物内发现气体回声(图 5-5)。如憩室内容物存留时间过长,造成憩室炎、糜烂、出血及恶性变等并发症,表现为憩室轮廓不规整及内有小丘状阴影等。多层螺旋 CT 扫描还能观察十二指肠乳头旁憩室全貌及其与胆胰管解剖关系,可鉴别梗阻性黄疸的病因和急慢性胰腺炎诊断。CT 检查还有助于诊断十二指肠憩室穿孔,表现为肠壁增厚,网膜脂肪聚集包裹,肠腔外、后腹膜积液或积气。

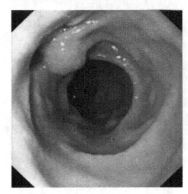

图 5-3 十二指肠乳头旁憩室(乳头旁憩室)内镜表现

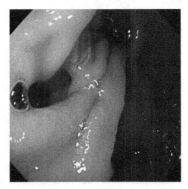

图 5-4 十二指肠乳头旁憩室(憩室内乳头)内镜表现

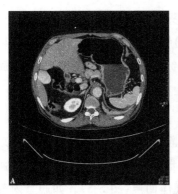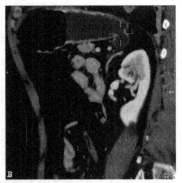

图 5-5 胃憩室 CT 表现

A.轴位连续层面;B.多平面重组

MRI 图像分辨率高、清晰,对胃底憩室的显示较好,特别是对胃黏膜及周围间隙及结构的显示优于 CT。MRCP 能够发现并诊断十二指肠憩室,特征性表现为肠外囊袋状影,内含气液平面,具有较高的诊断准确性,但完全液性或气性憩室需与胰腺囊性占位鉴别。MRCP 还有助于胰胆管疾病的检查,对 ERCP 及内镜下治疗有指导意义。

**五、诊断与鉴别诊断**

胃、十二指肠憩室无特异性临床症状,诊断有赖于 X 线钡餐检查和内镜检查。

胃憩室主要与胃溃疡相鉴别,一般而言胃憩室多有明显的狭颈、大小形态可变及内有黏膜伸入、好发于胃底、贲门附近等特点,据此与胃良性溃疡相鉴别。胃小弯角切迹附近是胃溃疡的好发部位,发生于此处的憩室尤其是较大的憩室需与穿透性溃疡、胃癌相鉴别。有时胃底憩室还需与胃底间质瘤、左肾上腺区肿物鉴别。

十二指肠憩室需与消化系统常见疾病如急慢性胆囊炎、胆石症、慢性胃炎、消化性溃疡、胰腺炎、胰腺肿瘤等相鉴别。

**六、治疗**

无临床症状或仅有轻微临床症状的胃、十二指肠憩室无须治疗。如果确认临床症状是胃、十二指肠憩室所致,应首先采用非手术治疗,包括饮食调节、体位引流、抑酸、抗炎等,多能缓解。

随着诊疗性 ERCP 的广泛开展,内镜治疗已成为十二指肠乳头旁憩室伴胆胰疾病的新方法,可清除堵塞在憩室内的食物残渣或异物,还能解除憩室引起的胆道下端狭窄,清理结石,畅通引流,减少胆胰疾病复发。

如临床症状不改善,X 线检查证实憩室口较小,引流不畅,有大出血或穿孔等并发症者或不能除外恶性病变者,需要手术治疗。

内科综合治疗无效或合并严重并发症,需要手术治疗。手术适应证有:①由憩室引起的消化道临床症状经非手术治疗无效者;②憩室有出血、坏疽及穿孔;③憩室癌变;④十二指肠憩室引起胆道、十二指肠、胰管梗阻。手术方式取决于外科适应证及憩室部位,包括憩室切除术、憩室内翻缝合术、憩室旷置术及憩室成形术等。

## 第四节  肥厚性幽门狭窄

肥厚性幽门狭窄是常见疾病,占消化道畸形的第 3 位。早在 1888 年丹麦医师 Hirchsprung 首先描述本病的病理特点和临床表现,但未找到有效治疗方法。1912 年 Ramstedt 在前人研究基础上创用幽门肌切开术,从而使病死率明显降低,成为标准术式推行至今。目前手术病死率已降至 1% 以下。

依据地理、时令和种族,有不同的发病率。欧美国家较高,在美国每 400 个活产儿中 1 例患此病,非洲、亚洲地区发病率较低,我国发病率为 1/3 000。男性居多,占 90%,男女之比为(4～5):1。多为足月产正常婴儿,未成熟儿较少见:第一胎多见,占总病例数的 40%～60%。有家族聚集倾向,母患病,则子女患病可能性增加 3 倍。

### 一、病理解剖

主要病理改变是幽门肌层显著增厚和水肿,尤以环肌为著,纤维肥厚但数量没有增加。幽门部呈橄榄形,质硬有弹性。当肌肉痉挛时则更为坚硬。一般测量长 2～2.5 cm,直径 0.5～1 cm,肌层厚 0.4～0.6 cm,在年长儿肿块还要大些。但肿块大小与症状严重程度和病程长短无关。肿块表面覆有腹膜且甚光滑,由于血供受压力影响,色泽显得苍白。肥厚的肌层挤压黏膜呈纵形皱襞,使管腔狭小,加上黏膜水肿,以后出现炎症,使管腔更显细小,在尸解标本上幽门仅能通过 1 mm 的探针。细窄的幽门管向胃窦部移行时腔隙呈锥形逐渐变宽,肥厚的肌层逐渐变薄,二者之间无精确的分界。但在十二指肠侧则界限明显,胃壁肌层与十二指肠肌层不相连续,肥厚的幽门肿块类似子宫颈样突入十二指肠。组织学检查见肌层肥厚,肌纤维排列紊乱,黏膜水肿、充血。由于幽门梗阻,近侧胃扩张,胃壁增厚,黏膜皱襞增多且水肿,并因胃内容物滞留,常导致黏膜炎症和糜烂,甚至有溃疡。

肥厚性幽门狭窄病例合并先天畸形相当少见,7% 左右。食管裂孔疝、胃食管反流和腹股沟疝是最常见的畸形,但未见有大量的病例报道。

### 二、病因

对幽门狭窄的病因和发病机制至今尚无定论,多年来进行大量研究,主要有以下几种观点。

### (一)遗传因素

在病因学上起着很重要的作用。发病有明显的家族性,甚至一家中母亲和7个儿子同病,且在单卵双胎比双卵双胎多见。双亲中有一人患此病,子女发病率可高达6.9%。若母亲患病,其子发病率为19%,其女为7%;如父亲患病,则分别为5.5%和2.4%。经过研究指出幽门狭窄的遗传机制是多基因性,既非隐性遗传亦非伴性遗传,而是由一个显性基因和一个性修饰多因子构成的定向遗传基因。这种遗传倾向受一定的环境因素而起作用,如社会阶层、饮食种类、季节等。发病以春秋季为高,但其相关因素不明。常见于高体重的男婴,但与胎龄的长短无关。

### (二)神经功能

从事幽门肠肌层神经丛研究的学者发现,神经节细胞直至生后2~4周才发育成熟。因此,许多学者认为神经节细胞发育不良是引起幽门肌肉肥厚的机制,否定了过去幽门神经节细胞变性导致病变的学说。但也有持不同意见者,其观察到幽门狭窄的神经节细胞数目减少不明显,但有神经节细胞分离、空化等改变,这些改变可能造成幽门肌肥厚。如神经节细胞发育不良是原因,则早产儿发病应多于足月儿,然而二者并无差异。近年研究认为肽能神经的结构改变和功能不全可能是主要病因之一,通过免疫荧光技术观察到环肌中含脑啡肽和血管活性肠肽神经纤维数量明显减少,应用放射免疫法测定组织中P物质含量减少,由此推测这些肽类神经的变化与发病有关。

### (三)胃肠激素

幽门狭窄患儿术前血清促胃液素升高曾被认为是发病原因之一,经反复实验,目前并不能推断是幽门狭窄的原因还是后果。近年研究发现血清和胃液中前列腺素浓度增高,由此提示发病机制是幽门肌层局部激素浓度增高使肌肉处于持续紧张状态,而致发病。亦有人对血清胆囊收缩素进行研究,结果无异常变化。近年来研究认为一氧化氮合成酶的减少也与其病因相关。幽门环肌中还原性辅酶Ⅱ阳性纤维消失或减少,NO合酶明显减少,致NO产生减少,使幽门括约肌失松弛,导致胃输出道梗阻。

### (四)肌肉功能性肥厚

有学者通过细致观察,发现有些出生7~10天的婴儿将凝乳块强行通过狭窄幽门管的征象。由此认为这种机械性刺激可造成黏膜水肿增厚。另一方面也导致大脑皮层对内脏的功能失调,使幽门发生痉挛。两种因素促使幽门狭窄形成严重梗阻而出现症状。但亦有持否定意见,认为幽门痉挛首先应引起某些先期症状,如呕吐,而在某些呕吐发作很早进行手术的病例中却发现肿块已经形成,且肥厚的肌肉主要是环肌,这与痉挛引起幽门肌肉的功能性肥厚是不相符的。

### (五)环境因素

发病率有明显的季节性高峰,以春秋季为主,在活检组织切片中发现神经节细胞周围有白细胞浸润。推测可能与病毒感染有关,但检测患儿及其母亲的血、粪和咽部均未能分离出柯萨奇病毒,检测血清抗体亦无变化,用柯萨奇病毒感染动物亦未见相关病理改变。

### 三、临床表现

症状出现于生后 3～6 周,亦有更早的,极少数发生在 4 个月之后。呕吐是主要症状,最初仅是回奶,接着为喷射性呕吐。开始时偶有呕吐,随着梗阻加重,几乎每次喂奶后都要呕吐。呕吐物为黏液或乳汁,在胃内滞留时间较长则吐出凝乳,不含胆汁。少数病例由于刺激性胃炎,呕吐物含有新鲜或变性的血液。有报道幽门狭窄病例在新生儿高胃酸期发生胃溃疡及大量呕血者,亦有报告发生十二指肠溃疡者。在呕吐之后婴儿仍有很强的觅食欲,如再喂奶仍能用力吸吮。未成熟儿的症状常不典型,喷射性呕吐并不显著。

随呕吐加剧,由于奶和水摄入不足,体重起初不增,继之迅速下降,尿量明显减少,数天排便 1 次,量少且质硬,偶有排出棕绿色便,被称为饥饿性粪便。由于营养不良、脱水,婴儿明显消瘦,皮肤松弛有皱纹,皮下脂肪减少,精神抑郁呈苦恼面容。发病初期呕吐丧失大量胃酸,可引起碱中毒,呼吸变浅而慢,并可有喉痉挛及手足抽搐等症状,以后脱水严重,肾功能低下,酸性代谢产物滞留体内,部分碱性物质被中和,故很少有严重碱中毒者。如今,因就诊及时,严重营养不良的晚期病例已难以见到。

幽门狭窄伴有黄疸,发生率约 2%。多数以非结合胆红素升高为主。一旦外科手术解除幽门梗阻后,黄疸就很快消退。因此,这种黄疸最初被认为是幽门肿块压迫肝外胆管引起,现代研究认为是肝酶不足的关系。高位胃肠梗阻伴黄疸婴儿的肝葡糖醛酸转移酶活性降低,但其不足的确切原因尚不明确。有人认为酶的抑制与碱中毒有关,但失水和碱中毒在幽门梗阻伴黄疸的病例中并不很严重。热能供给不足亦是一种可能原因,与 Gilbert 综合征的黄疸病例相似,在供给足够热量后患儿胆红素能很快降至正常水平。一般术后 5～7 天黄疸自然消退,无须特殊治疗。

腹部检查时将患儿置于舒适体位,腹部充分暴露,在明亮光线下,喂糖水时进行观察,可见胃型及蠕动波。检查者位于婴儿左侧,手法必须温柔,左手置于右胁缘下腹直肌外缘处,以示指和环指按压腹直肌,用中指指端轻轻向深部按摸,可触到橄榄形、光滑质硬的幽门肿块,1～2 cm 大小。在呕吐之后胃空瘪且腹肌暂时松弛时易于扪及。当腹肌不松弛或胃扩张明显时肿块可能扪不到,可先置胃管排空胃,再喂给糖水边吸吮边检查,要耐心反复检查,据经验多数病例均可扪到肿块。

实验室检查发现临床上有失水的婴儿,均有不同程度的低氯性碱中毒,血液 $PCO_2$ 升高,pH 升高和低氯血症。必须认识到代谢性碱中毒时常伴有低钾现象,其机制尚不清楚。小量的钾随胃液丢失外,在碱中毒时钾离子向细胞内移动,引起细胞内高钾,而细胞外低钾,同时肾远曲小管上皮细胞排钾增多,从而造成血钾降低。

### 四、诊断

依据典型的临床表现,见到胃蠕动波、扪及幽门肿块和喷射性呕吐等 3 项主要征象,诊断即可确定。其中最可靠的诊断依据是触及幽门肿块。同时可进行超声检查或钡餐检查以助明确。

#### (一)超声检查

诊断标准包括反映幽门肿块的 3 项指标:幽门肌层厚度≥4 mm,幽门管长度≥18 mm,幽门管直径≥15 mm。有人提出以狭窄指数(幽门厚度×2÷幽门管直径×100%)>50%作为诊断标准。超声下可注意观察幽门管的开闭和食物通过情况。

#### (二)钡餐检查

诊断的主要依据是幽门管腔增长(>1 cm)和管径狭窄(<0.2 cm),"线样征"。另可见胃扩张,胃蠕动增强,幽门口关闭呈"鸟喙状",胃排空延迟等征象。有报道随访复查幽门环肌切开术后的病例,这种征象尚可持续数天,以后幽门管逐渐变短而宽,然而有部分病例不能恢复至正常状态。术前患儿钡餐检查后须经胃管洗出钡剂,用温盐水洗胃以免呕吐而发生吸入性肺炎。

### 五、鉴别诊断

婴儿呕吐有各种病因,应与下列各种疾病相鉴别,如喂养不当、全身性或局部性感染、肺炎和先天性心脏病、颅内压增加的中枢神经系统疾病、进展性肾脏疾病、感染性胃肠炎、各种肠梗阻、内分泌疾病及胃食管反流和食管裂孔疝等。

### 六、治疗

#### (一)外科治疗

采用幽门环肌切开术是最好的治疗方法,疗程短,效果好。术前必须经过24～48小时的准备,纠正脱水和电解质紊乱,补充钾盐。营养不良者给静脉营养,改善全身情况。手术是在幽门前上方无血管区切开浆膜及部分肌层,切口远端不超过十二指肠端,以免切破黏膜,近端则应超过胃端以确保疗效,然后以钝器向深层划开肌层,暴露黏膜,撑开切口至 5 mm 以上宽度,使黏膜自由膨出,局部压迫止血即可。目前采用脐环内弧形切口和腹腔镜完成此项手术已被广泛接受和采纳。患儿术后进食在翌晨开始为妥,先进糖水,由少到多,24 小时渐进奶,2～3 天加至足量。术后呕吐大多是饮食增加太快的结果,应减量后再逐渐增加。

长期随访报道患儿术后胃肠功能正常,溃疡病的发病率并不增加;而 X 线复查见成功的幽门肌切开术后有时显示狭窄幽门存在 7～10 年之久。

#### (二)内科治疗

内科疗法包括细心喂养的饮食疗法,每隔 2～3 小时 1 次饮食,定时温盐水洗胃,每次进食前15～30 分钟服用阿托品类解痉剂等 3 方面结合进行治疗。这种疗法需要长期护理,住院 2～3 个月,很易遭受感染,效果进展甚慢且不可靠。目前美国、日本有少数学者主张采用内科治疗,尤其对不能耐受手术的特殊患儿,保守治疗相对更安全。近年提倡硫酸阿托品静脉注射疗法,部分病例有效。

# 第五节　溃疡性幽门梗阻

## 一、概述

溃疡发生于幽门部或十二指肠球部,容易造成幽门梗阻。有暂时性和永久性两种同时存在。约有 10％的溃疡患者并发幽门梗阻。梗阻初期,胃内容物排出发生困难,引起反射性胃蠕动增强,到了晚期,代偿功能不足,肌肉萎缩,蠕动

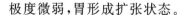

极度微弱,胃形成扩张状态。

## 二、病理分型及病理生理

### (一)溃疡病并发幽门梗阻分型

**1.痉挛性梗阻**

幽门附近溃疡,刺激幽门括约肌反射性痉挛所致。

**2.炎症水肿性梗阻**

幽门区溃疡本身炎症水肿。

**3.瘢痕性梗阻**

瘢痕胼胝硬结,溃疡愈后瘢痕挛缩。

**4.粘连性梗阻**

溃疡炎症或穿孔后引起粘连或牵拉。

前两种梗阻是暂时性或是反复发作,后两种梗阻是永久性,必须施手术治疗。

### (二)病理生理

梗阻初期,为了克服梗阻,胃蠕动加强,胃壁肌肉呈相对地肥厚,胃轻度扩张。到梗阻晚期代偿功能减退,胃蠕动减弱,胃壁松弛。因而胃扩张明显。长期有大量胃内容物潴留,黏膜受到刺激,而发生慢性炎症,又将加重梗阻,因而形成恶性循环。由于长期不能进食,反而经常发生呕吐,造成水电解质失调和严重的营养不良。大量氢离子和氯离子随胃液吐出,血液中氯离子降低;碳酸氢根离子增加,造成代谢性碱中毒。钾除呕吐丢失外,随尿大量排出,可以出现低血钾。因此,低钾低氯性碱中毒是幽门梗阻患者中较为多见。

## 三、临床表现

### (一)呕吐

呕吐是幽门梗阻的突出症状,其特点是呕吐多发生在下午或晚上,呕吐量大,一次可达 1 L 以上,呕吐物为郁积的食物,伴有酸臭味,不含胆汁。呕吐后感觉腹部舒服,因此患者常自己诱发呕吐,以缓解症状。

### (二)胃蠕动波

腹部可隆起的胃型,有时见到胃蠕动波,蠕动起自左肋弓下,行向右腹,甚至向相反方向蠕动。

## (三)振水音

扩张内容物多,用手叩击上腹时,可闻及振水音。

## (四)其他

尿少、便秘、脱水、消瘦,严重时呈现恶病质。口服钡剂后,钡剂难以通过幽门。胃扩张、蠕动弱、有大量空腹潴留液,钡剂下沉,出现气、液、钡 3 层现象。

## 四、诊断

有长期溃疡病史的患者和典型的胃潴留及呕吐症状,必要时进行 X 线或胃镜检查,诊断不致困难。需要与下列疾病相鉴别。

(1)活动期溃疡所致幽门痉挛和水肿有溃疡病疼痛症状,梗阻为间歇性,呕吐虽然很剧烈,但胃无扩张现象,呕吐物不含宿食。经内科治疗梗阻和疼痛症状可缓解或减轻。

(2)胃癌所致的幽门梗阻病程较短,胃扩张程度较轻,胃蠕动波少见。晚期上腹可触及包块。X 线钡剂检查可见胃窦部充盈缺损,胃镜取活检能确诊。

(3)十二指肠球部以下的梗阻性病变如十二指肠肿瘤、环状胰腺、十二指肠淤滞症均可引起十二指肠梗阻,伴呕吐,胃扩张和潴留,但其呕吐物多含有胆汁。X 线钡剂或内镜检查可确定梗阻性质和部位。

## 五、治疗

### (一)非手术疗法

幽门痉挛或炎症水肿所致梗阻,应以非手术治疗。方法是胃肠减压,保持水电解质平衡及全身支持治疗。

### (二)手术疗法

幽门梗阻和非手术治疗无效的幽门梗阻应视为手术适应证。手术的目的是解除梗阻,使食物和胃液能进入小肠,从而改善全身状况。常用的手术方法如下。

#### 1.胃空肠吻合术

方法简单,近期效果好,病死率低,但由于术后吻合溃疡发生率很高,故现在很少采用。对于老年体弱,低胃酸及全身情况极差的患者仍可考虑选用。

#### 2.胃大部切除术

患者一般情况好,在我国为最常用的术式。

3.迷走神经切断术

迷走神经切断加胃窦部切除术或迷走神经切断加胃引流术,对青年患者较适宜。

4.高选择性迷走神经切断术

近年有报道高选择性迷走神经切除及幽门扩张术,取得满意效果。

幽门梗阻患者术前要做好充分准备。术前2～3天行胃肠减压,每天用温盐水洗胃,减少胃组织水肿。输血、输液及改善营养,纠正水、电解质紊乱。

# 参考文献

[1] 徐冬,肖建伟,李坤,等.实用临床外科疾病综合诊疗学[M].青岛:中国海洋大学出版社,2021.

[2] 李兴泽.临床外科疾病诊疗学[M].昆明:云南科技出版社,2020.

[3] 王科学.实用普通外科临床诊治[M].北京:中国纺织出版社,2020.

[4] 刘卿.临床外科疾病诊断精要[M].天津:天津科学技术出版社,2020.

[5] 张祁,吴科敏.普外科常见病临床诊疗方案与护理技术[M].北京:中国纺织出版社,2021.

[6] 刘秦鹏.现代临床外科疾病诊断与治疗[M].天津:天津科学技术出版社,2020.

[7] 周茂松.现代临床外科学[M].西安:陕西科学技术出版社,2021.

[8] 倪强.外科疾病诊疗学[M].天津:天津科学技术出版社,2020.

[9] 高曰文.临床普通外科诊疗[M].北京:科学出版社,2020.

[10] 平晓春,李孝光,邢文通.临床外科与诊疗实践[M].汕头:汕头大学出版社,2021.

[11] 马大实.新编普通外科手术实践[M].天津:天津科学技术出版社,2020.

[12] 梁君峰.实用普通外科临床外科疾病诊治[M].天津:天津科学技术出版社,2020.

[13] 强泽好.外科综合治疗学[M].天津:天津科学技术出版社,2020.

[14] 高贵云.实用临床外科诊疗新进展[M].济南:山东大学出版社,2021.

[15] 袁磊.普通外科基础与临床[M].天津:天津科学技术出版社,2020.

[16] 游波.外科学理论与实践[M].天津:天津科学技术出版社,2020.

[17] 刘业东.外科诊疗学[M].长春:吉林大学出版社,2020.

[18] 姚磊.临床常见外科疾病诊疗与手术技巧[M].北京:中国纺织出版社,2021.

［19］马同强.现代外科诊疗精要［M］.北京:科学技术文献出版社,2020.

［20］潘红.实用外科临床诊疗［M］.北京:科学技术文献出版社,2020.

［21］孔天天.外科诊断与治疗［M］.天津:天津科学技术出版社,2020.

［22］周天宇.临床外科诊疗学［M］.长春:吉林大学出版社,2020.

［23］邱兆友.外科临床诊疗规范［M］.长春:吉林科学技术出版社,2020.

［24］林雁,邢文通,李孝光.常见外科疾病诊疗与手术学［M］.汕头:汕头大学出版社,2021.

［25］门秀东.普通外科诊疗思维［M］.天津:天津科学技术出版社,2020.

［26］王成云.临床外科荟萃［M］.北京:中国纺织出版社,2020.

［27］冯诚.实用外科诊疗对策［M］.北京:科学技术文献出版社,2020.

［28］张福涛.普外科常见疾病诊疗新进展［M］.上海:上海科学普及出版社,2021.

［29］罗东林.现代外科疾病诊治与进展［M］.北京:科学技术文献出版社,2020.

［30］范迪坤.常见外科疾病诊疗操作［M］.天津:天津科学技术出版社,2020.

［31］李永峰.新编临床外科治疗学［M］.天津:天津科学技术出版社,2020.

［32］刘国鹏.现代外科疾病诊断与治疗［M］.长春:吉林科学技术出版社,2020.

［33］张淑芳.实用外科疾病诊治与护理［M］.北京:科学技术文献出版社,2020.

［34］马克高.常见外科疾病诊断与治疗［M］.上海:上海交通大学出版社,2020.

［35］康春博.精编外科疾病诊疗学［M］.长春:吉林科学技术出版社,2020.

［36］蒋雪,罗渝昆.超声诊治肝脾外伤的现状及应用前景［J］.中国急救复苏与灾害医学杂志,2021,16(3):334-337＋340.

［37］杨芳,严晶,刘丽娜,等.肠易激综合征病因及发病机制研究的新进展［J］.河北医科大学学报,2020,41(8):987-992.

［38］高福磊,沈炜,黄祥忠,等.对老年胃十二指肠溃疡大出血患者进行介入栓塞治疗的效果观察［J］.当代医药论丛,2020,18(22):16-17.

［39］刘红,王耀,胡于凤,等.介入穿刺引流与外科手术引流治疗肝囊肿患者疗效分析［J］.实用肝脏病杂志,2021,24(5):745-748.

［40］雷劲松.彩色多普勒超声诊断与鉴别亚急性甲状腺炎的应用价值［J］.数理医药学杂志,2020,33(8):1130-1132.